DER GROSSE GU KOMPASS

300 Fragen zur Säure-Basen-Balance

SABINE WACKER
DR. MED. ANDREAS WACKER

Wichtiger Hinweis

Die Gedanken, Methoden und Anregungen in diesem Buch stellen die Meinung bzw. Erfahrung der Autoren dar. Sie wurden von den Verfassern nach bestem Wissen erstellt und mit größtmöglicher Sorgfalt geprüft. Sie stellen jedoch keinen Ersatz für persönlich eingeholten, medizinisch kompetenten Rat dar. Jede Leserin, jeder Leser trägt selbst Verantwortung für das eigene Tun oder Unterlassen. Weder die Autoren noch der Verlag können eine Haftung übernehmen für eventuelle Nachteile oder Schäden, die aus den im Buch gegebenen praktischen Hinweisen resultieren.

Um das Lesen nicht zu erschweren, haben wir immer »Arzt« bzw. »Therapeut« geschrieben. Damit meinen wir selbstverständlich auch Ärztinnen und Therapeutinnen. Auch mit »Patienten« sind solche beiderlei Geschlechts gemeint.

Über die Autoren

Sabine Wacker ist Heilpraktikerin und hat nach ihrer Ausbildung zur Apothekenhelferin und pharmazeutisch-technischen Assistentin Medizin studiert mit dem Ersten Staatsexamen als Abschluss. Spezialisiert hat sie sich auf Schüßler-Salze, Entgiftungstherapien, Fasten und Ernährungsberatung. Seit 1994 praktiziert sie als Heilpraktikerin in Mannheim. Zusammen mit ihrem Ehemann Dr. med. Andreas Wacker hat sie *Basenfasten – die Wacker Methode*® entwickelt und mehrere Bücher zu den Themen Basenfasten und Naturheilkunde veröffentlicht.

Dr. med. Andreas Wacker ist homöopathischer Arzt und praktiziert seit 1994 in Mannheim. Im Zentrum seiner Tätigkeit stehen Homöopathie und Konzepte zur Gesundheitserhaltung, insbesondere Ernährungsberatung und Fastenbegleitung. Neben seiner Praxistätigkeit hält er zahlreiche Fachvorträge und leitet Fortbildungen zu den Themen Homöopathie, Säure-Basen-Haushalt und Basenfasten.

Ein Wort zuvor

»Sind wir wirklich alle übersäuert? « – So oder ähnlich wird oft auf ein Thema aufmerksam gemacht, das seit Jahrzehnten vor allem gesundheitsbewusste Menschen bewegt. Auf das Problem der Übersäuerung wurde erstmals von dem schwedischen Chemiker und Ernährungsforscher Ragnar Berg (1873–1956) hingewiesen, der in Deutschland lebte. Es gab und gibt in wissenschaftlichen Kreisen große Diskussionen um den Einfluss der Ernährung auf den Säure-Basen-Haushalt und die Gesundheit. Obwohl schon zu Bergs Zeiten zahlreiche Untersuchungen und Beobachtungen seine Theorie bestätigten, blieb die Übersäuerung ein Thema für die Erfahrungsmedizin – also für die auf Beobachtungen beruhende Heilkunde. Seit den 1990er-Jahren wird an deutschen Forschungsinstituten wieder zum Thema Ernährung und Säure-Basen-Haushalt geforscht. Ragnar Bergs Ergebnisse werden dabei im Wesentlichen bestätigt. Das Buch beantwortet in der Form eines Dialogs Ihre Fragen zu dem spannenden Thema Säure-Basen-Haushalt – auf der Grundlage des aktuellen Wissensstands. Es hilft Ihnen, in Sachen Gesundheit entscheidend aktiv zu werden. Wir haben versucht, die teils komplizierten Sachverhalte allgemeinverständlich darzustellen. Da aber auch die grundlegenden Fragen zum Säure-Basen-Haushalt geklärt werden, konnten wir nicht ganz auf fachsprachliche Begriffe und wissenschaftliche Erläuterungen verzichten. Betrachten Sie das Buch als umfassenden Ratgeber zu allem, was Sie über den Säure-Basen-Haushalt wissen wollen!

Sabine Wacker
Dr. med. Andreas Wacker

Der Säure-Basen-Haushalt

Was hat es auf sich mit Säuren und Basen? Was ist unter diesen Begriffen zu verstehen? Was kann ich mir unter dem Säure-Basen-Haushalt vorstellen? Wo im Körper findet er eigentlich statt? Welche Organe sind daran beteiligt und auf welche Weise? Wie wird das Gleichgewicht des Säure-Basen-Haushalts im Körper aufrechterhalten? Hängt es mit der Ernährung zusammen – und wenn ja, wie? Warum klingt das alles so kompliziert? Was weiß man heute darüber? Und warum gibt es zu dem Thema so unterschiedliche Auffassungen? In diesem Kapitel werden diese grundsätzlichen Fragen zum Säure-Basen-Haushalt beantwortet. Sie werden sehen, dass die wissenschaftlichen Erklärungen und chemischen Begriffe zwar sehr kompliziert klingen, aber im Grunde gut nachvollziehbar sind – und vor allem wichtig für das Verständnis der Zusammenhänge. Auf den folgenden Seiten können Sie sich ferner einen »Grundwortschatz« zum Thema zulegen – damit Sie wissen, worum es geht, wenn von pH-Wert, Puffersystem, pH-Teststreifen und Untersuchungen zum Säure-Basen-Haushalt die Rede ist. Eines schon vorweg: Weder Säuren noch Basen sind an sich gut oder schlecht. Beide werden im Körper benötigt, wenn auch in unterschiedlichen Mengen und für verschiedene Zwecke. Wichtig ist, das für den Körper ideale Verhältnis der beiden zu schaffen und zu erhalten. Dabei sollten Sie die Säuren und Basen nicht als Gegenspieler betrachten, sondern als Teammitglieder, die sich gegenseitig im Organismus die Bälle zuspielen und so den Säure-Basen-Haushalt in Balance halten. Allerdings hat unsere moderne Lebensweise oft zur Folge, dass die Säuren etwas »über die Stränge schlagen«. Dazu erfahren Sie in den späteren Kapiteln mehr.

Wichtige Grundbegriffe

? Was sind Säuren?

Der Begriff Säure bezeichnet die chemische Eigenschaft eines Stoffs, in wässriger Lösung sauer zu reagieren. Eine Säure schmeckt sauer und färbt blaue Lackmuslösung (→ Seite 9) rot. Es gab in der Geschichte der Chemie viele Ansätze, Säuren zu definieren. Die heute gültige Definition geht überwiegend auf den dänischen Chemiker Johann Nicolaus Brönsted (1879–1947) zurück, der diejenigen Stoffe als Säuren bezeichnet hat, die in der Lage sind, in wässriger Lösung ein positiv geladenes Teilchen (Proton) abzugeben. Man spricht in diesem Zusammenhang von Brönsted-Säuren.

? Was sind Basen?

Der Begriff Base bezeichnet die chemische Eigenschaft eines Stoffes, in Wasser basisch zu reagieren. Eine Base schmeckt seifig und färbt rotes Lackmuspapier blau. Entdeckt wurden Säuren und Basen durch den chemischen Vorgang der Verbrennung; auf Basen wurde man aufmerksam, als man begann, Verbrennungsrückstände zu untersuchen, also Asche. Da diese sich in einem Topf (= Pott) befand, nannte man die Gesamtheit der Asche Pottasche. Später stellte sich heraus, dass es sich dabei vor allem um Kaliumsalze handelt, weshalb heute im englischsprachigen Raum Kalium als *potassium* bezeichnet wird. Bei uns hat sich der aus dem Arabischen stammende Begriff Alkali eingebürgert, der »Lauge« bedeutet. Als Lauge bezeichnet man diese Stoffe deshalb, weil die wässrige Lösung der Verbrennungsrückstände seifig schmeckt. Die Begriffe Base, Alkali und Lauge werden sinngleich verwendet. Seit 1923 werden Basen (nach Brönsted) definiert als Stoffe, die in der Lage sind, Protonen (positiv geladene Teilchen) aufzunehmen.

? Was bedeutet eigentlich pH-Wert?

Der pH-Wert ist in der Chemie die Maßzahl für den sauren oder basischen Charakter einer Lösung. Die Abkürzung pH steht für *potentia hydrogenii* (lat.). Sinngemäß bedeutet das: Konzentration der Wasserstoffionen in der jeweiligen Lösung.
Vereinfacht gesagt entstehen Säuren und Basen durch »Trennung« (chemische Dissoziation) des neutral wirkenden Wassers in basische und saure Ionen. Die Konzentration der Wasserstoffionen ist messbar. Je höher die Konzentration dieser positiv geladenen Teilchen, umso stärker ist die Säurewirkung bzw. der Säuregrad der Lösung. Letzterer wurde international festgelegt als negative Zehnerpotenz (Logarithmus) der Konzentration der Wasserstoffionen – der pH-Wert.

? Welche Skala gilt für den pH-Wert?

Die pH-Wert-Skala legte der dänische Chemiker Sören Sörensen bereits 1909 fest. Sie reicht von 0 bis 14: pH-Werte unter 7 zeigen eine saure Lösung an, pH-Werte über 7 eine basische Lösung. Ein pH-Wert von 7 zeigt eine neutrale Lösung an.

? Was bedeutet »neutraler pH-Wert«?

Bei einem pH-Wert von 7 ist die Konzentration der basisch und der sauer wirkenden Ionen gleich. Man nennt eine Lösung, deren pH-Wert bei 7 liegt, daher neutral. Dies bedeutet aber nicht, dass pH 7 für den menschlichen Organismus ein idealer Wert ist. Die menschlichen Körperflüssigkeiten haben jeweils charakteristische pH-Werte, bei denen sie optimal funktionieren. Wenn man jedoch von einem neutralen Lebensmittel spricht, ist gemeint, dass es keinen Einfluss auf den Säure-Basen-Haushalt des Menschen hat.

Wie wird der pH-Wert gemessen?

Schwankungen im Säure-Basen-Verhältnis schlagen sich im pH-Wert des Urins nieder. Ihn können Sie mithilfe von Indikatoren (→ nächste Frage) selbst messen. Im Urin finden sich Substanzen, die teils basisch, teils sauer reagieren, sowie neutralisierte Säuren und Basen, deren Säure- und Basenwirkungen nicht direkt erfassbar sind. Das Messergebnis bezieht sich auf die Bilanz aus Säure- und Basenwirkung, was zusammen mit tageszeitbedingten Schwankungen (→ Seite 20) die Urin-pH-Messung etwas ungenau macht. Dennoch ist eine Laboruntersuchung nur selten nötig.

Was sind pH-Indikatoren?

Der Begriff »Indikator« (von lat. *indicare* = anzeigen) bedeutet Anzeiger. Ein pH-Indikator zeigt den Säure- oder Basengrad eines Stoffes in wässriger Lösung an. Die Anzeige erfolgt durch einen charakteristischen Farbumschlag. pH-Indikatoren sind schwache Basen oder Säuren. Eine saure Lösung braucht einen Indikator, dessen Farbe im sauren Milieu umschlägt. Eine basische Lösung benötigt einen Indikator, der sich im basischen Milieu verfärbt. Viel verwendete Indikatoren sind Lackmus, Phenolphthalein und Methylrot.

Was sind pH-Indikator-Teststreifen?

Um den pH-Wert Ihres Urins zu bestimmen, verwenden Sie saugfähige Papierstreifen (Reagenzpapier), die mit Indikatorlösungen getränkt sind. Hält man das Papier in Urin oder eine beliebige andere Lösung, lässt sich in Sekunden die Basen- oder Säurewirkung am eintretenden oder nicht eintretenden Farbumschlag erkennen. Der Vergleich mit einer Farbskala gibt Aufschluss über den ungefähren pH-Wert des Urins.

? Wie muss der pH-Wert bei einem gesunden Menschen sein?

Einen idealen pH-Wert gibt es nicht. Alle Organe und Körperflüssigkeiten sind »Spezialisten«, die einen bestimmten pH-Wert brauchen, um ihre Aufgaben erfüllen zu können. Sogar Enzyme – Proteine, die biochemische Reaktionen beschleunigen – benötigen je nach Körperregion verschiedene pH-Werte: Enzyme im Magen brauchen einen sauren pH-Wert, solche im Dünndarm einen basischen. Es ist daher ein Irrtum zu sagen, ein basisches Milieu im Körper sei in jedem Fall besser und gesünder.

INFO

Beispiele für pH-Werte im gesunden Körper

Körperflüssigkeit	pH-Wert
Bauchspeicheldrüsensekret	7,40–8,50
Blut	7,35–7,45
Darmdrüsensaft	6,50–8,00
Fruchtwasser	8,00–9,00
Galle	6,20–8,50
Magensaft	1,20–3,00
Speichel	6,50–7,00

Die Tabelle zeigt, dass die pH-Werte je nach Organ oder Körperflüssigkeit stark variieren – und verschieden große Toleranzen aufweisen. Blut hat die geringsten Abweichungen. Das bedeutet, dass es seine lebenswichtigen Aufgaben nur in dem engen Bereich zwischen pH 7,35 und pH 7,45 erfüllen kann. Auffallend ist, dass zwei Flüssigkeiten, die im Körper besondere Bedeutung für den Erhalt des Lebens haben, leicht alkalisch sind: Blut und Fruchtwasser. Auch die Zellen, die für den Knochenaufbau zuständig sind, leben am liebsten im basischen Milieu (→ auch Seite 23).

? Was ist der Säure-Basen-Haushalt?

Als Säure-Basen-Haushalt bezeichnet man eines der wichtigsten Regulationssysteme des Organismus. Ein komplexes Gefüge von Regelmechanismen und sogenannten Puffersystemen sorgt dafür, dass das Verhältnis der Säuren und Basen im Organismus in einem gesunden Gleichgewicht gehalten wird. Säuren und Basen werden zum Teil mit der Nahrung zugeführt, entstehen aber vor allem als Zwischen- oder Endprodukte der Stoffwechselarbeit, etwa durch stoffwechselinterne Umbauarbeiten nach körperlicher Anstrengung oder Stress.

? Was sind die Aufgaben des Säure-Basen-Haushalts?

Oberste Aufgabe des Säure-Basen-Haushalts ist es, für ein stabiles Milieu im Körper zu sorgen, in dem die lebenswichtigen biochemischen Stoffwechselvorgänge permanent ungestört und zuverlässig ablaufen können. Der pH-Wert des Bluts, das Sauerstoff zu den Zellen und Kohlendioxid aus den Zellen zum Abatmen in die Lunge transportiert, muss innerhalb enger Grenzen stabil bleiben. Auch der pH-Wert in den Zellen unseres Körpers darf nicht schwanken. Die Enzyme, die für die lebenswichtigen Stoffwechselvorgänge zuständig sind, können ebenfalls nur bei bestimmten stabilen pH-Werten ihre Arbeit verrichten. Daher ist unser Organismus darauf ausgerichtet, den pH-Wert im Blut und in den Zellen der Organe unter allen Umständen konstant und stabil zu halten. Auch die unterschiedlichen Organe, Gewebe und Hohlräume – etwa der Magen und der Darm, die Harnblase und die Gallenblase – brauchen jeweils bestimmte pH-Werte, deren Grenzen aber nicht so eng sind wie beim Blut. Um diese Bedingungen zu gewährleisten, besitzt der Körper verschiedene Puffersysteme (→ ab Seite 12).

Regulierungssysteme des Organismus

? Was sind Puffer?

Puffer fangen etwas ab. In Bezug auf den Säure-Basen-Haushalt sind Puffer chemische Verbindungen, die Säuren oder Basen abfangen können. Sie binden Säuren bzw. Basen an sich und machen sie damit unschädlich. Puffer sind sehr flexibel: Sie können sowohl als Säure als auch als Base reagieren. In der Chemie spricht man in diesem Zusammenhang vom »amphoteren« Charakter der Puffer. Mit dieser speziellen Eigenschaft sorgen die Puffer im Körper dafür, dass das Milieu, das sie schützen, nie zu sauer oder zu basisch wird und genau den pH-Wert stabil hält, den die zu schützende Flüssigkeit oder das zu schützende Organ oder Gewebe benötigt. Sind zu viele Basen vorhanden, wird der Basenüberschuss abgepuffert, sind zu viele Säuren vorhanden, wird der Säureüberschuss abgepuffert, bis der pH-Wert sich wieder optimal eingependelt hat.

? Wo genau spielt sich der Säure-Basen-Haushalt ab?

Die wesentlichen Funktionen des Säure-Basen-Haushalts spielen sich im Blut und in den Geweben ab, vor allem auch im Bindegewebe. Im Blut wird der Säure-Basen-Haushalt durch das raffinierte, äußerst fein abgestimmte Blutpuffersystem im Gleichgewicht gehalten. Funktionsfähiges Blut ist die wichtigste Voraussetzung für unser Leben überhaupt (→ Seite 14). In den Geweben werden überschüssige Säuren – Basen gibt es selten im Überschuss – an verschiedene Stoffe, meist Proteine, gebunden und dadurch aus dem Verkehr gezogen, das heißt abgepuffert. Dadurch wird verhindert, dass sie die gesunden körperlichen Vorgänge stören.

? Was versteht man unter Pufferfähigkeit?

Puffer stabilisieren den pH-Wert einer Flüssigkeit, wenn ihr Säuren oder Basen hinzugefügt werden. Sie können also Schwankungen ausgleichen. Eine typische Konzentration an Pufferbasen und -säuren gewährleistet eine hohe Pufferkapazität. Diese zeigt an, wie viel Pufferreserve der Körper hat. Die normale Konzentration der Pufferbasen im Blut beträgt rund 48 Millival pro Liter. Säuren und Basen reagieren miteinander, das heißt, sie neutralisieren sich immer in gleichen Äquivalenten. Ein *val* oder *eq* ist ein Säure- oder Basenäquivalent. Gebräuchlich ist das *millival* oder *meq* – also ein Tausendstel dieser Einheiten. Die Puffersysteme gleichen Veränderungen der Säure-Basen-Konzentrationen im Blut aus, unterstützt von der Atmung und der Nierentätigkeit. Das funktioniert nicht unbegrenzt, denn die Puffer werden dem Körper an anderer Stelle weggenommen. So werden Bikarbonate für den Bikarbonatpuffer dem Verdauungstrakt entzogen und senken dort den pH-Wert, was die Verdauung beeinträchtigt. Phosphat für den Phosphatpuffer wird den Knochen entzogen, was die Entstehung von Osteoporose begünstigt. Ein Absinken der Pufferkapazitäten gilt als Anzeichen von Störungen im Säure-Basen-Haushalt.

? Welche Organe sind für den Säure-Basen-Haushalt verantwortlich?

Nieren, Leber und Lungen sorgen für optimale Säure-Basen-Verhältnisse im Körper. Auch der Magen ist an der Regulation beteiligt: Die Belegzellen der Magenschleimhaut produzieren neben der Magensäure basisches Bikarbonat, das für die Verdauung nötig ist. Durch die Menge der produzierten Säuren und Basen reguliert der Magen vorübergehend Ungleichgewichte aus der Nahrung. Vieles spricht dafür, dass auch dem Bindegewebe zentrale Bedeutung im Säure-Basen-Haushalt zukommt.

INFO

Blut: der »Hauptdarsteller« im Puffersystem
Im raffinierten System der Puffer tritt die Bedeutung des Bluts hervor: Es ist auch hier die unbestrittene »VIP Nr. 1« im Körper. Das Blut benötigt einen in sehr engen Grenzen stabilen pH-Wert zwischen 7,35 und 7,45 (→ Seite 23), um seine lebenswichtigen Funktionen erfüllen zu können: den Transport von Sauerstoff und Kohlendioxid, von Nahrungsstoffen, Stoffwechselprodukten, Vitaminen und Mineralstoffen; die Temperaturregelung im Körper zum Ausgleich auf Wärme- oder Kältereize von außen; die Signalübermittlung durch Hormone; die Mitarbeit am Immunsystem. Der Puffer zur Aufrechterhaltung des pH-Werts im Blut entsteht durch das Zusammenwirken folgender vier Systeme:

- **Bikarbonatpuffer (Kohlensäure-Hydrogenkarbonat-Puffer):** Er macht zwischen 69 und 75 Prozent der Gesamtpufferkapazität im Blut aus. Das Blut bezieht sein Bikarbonat aus dem Verdauungstrakt, wo es sonst benötigt wird, um die Darmsäfte alkalisch zu machen.
- **Hämoglobinpuffer:** Der rote Farbstoff der roten Blutkörperchen macht zwischen 21 und 25 Prozent der Gesamtpufferkapazität aus.
- **Phosphatpuffer:** Er macht nur 1–5 Prozent der Pufferkapazität des Bluts aus. Blut bezieht Phosphat aus den Knochen, dem größten Phosphatspeicher des Körpers.
- **Eiweißpuffer (Proteinatpuffer):** Sein Anteil an der Gesamtpufferkapazität liegt zwischen 1 und 5 Prozent.

Selten erwähnt wird, dass auch das Zellinnere verschiedener Gewebe zur Pufferung herangezogen werden kann. Diese »Reservepufferung« entzieht sich allerdings den bekannten Messmethoden.
Das Abpuffern von Ungleichgewichten im Säure-Basen-Haushalt des Körpers funktioniert keineswegs unbegrenzt (→ Seite 13).

? Welche Bedeutung hat das Bindegewebe für den Säure-Basen-Haushalt?

Die meisten Forscher meinen, dass das Bindegewebe keinen direkten Einfluss auf die Puffersysteme des Bluts ausübe – weshalb es bislang bei der Betrachtung der Vorgänge im Säure-Basen-Haushalt vernachlässigt wurde. Es ist das Verdienst von Dr. Friedrich Sander und dem Wiener Histologen Prof. Dr. med. Alfred Pischinger sowie von Prof. Dr. Hartmut Heine, dass wir Kenntnisse haben über die wichtigen Regulationsvorgänge im Bindegewebe und ihre Auswirkungen auf den Säure-Basen-Haushalt. Friedrich Sander wies darauf hin, dass besonders die kollagenen Fasern des Bindegewebes in der Lage sind, bei schnell ansteigender Säurekonzentration die sauren Anteile aufzunehmen und zu lagern; auch das trägt zur Stabilisierung des pH-Werts bei. Alfred Pischinger bezeichnete das Bindegewebe als eigenes Organ und wies auch auf dessen Speicherkapazität hin. Seine Forschungen wurden später von Hartmut Heine fortgeführt.

? Wie können die Lungen den Säure-Basen-Haushalt beeinflussen?

Durch die Lungen wird ständig sauer wirkendes Kohlendioxid abgeatmet. Es entsteht durch Verbrennung, aber auch bei der Verstoffwechslung bestimmter Nahrungsbestandteile wie Zitronen- oder Apfelsäure. Im gesunden Organismus wird die Balance von Säuren und Basen durch die Abatmung von Kohlendioxid nicht gestört. Sobald der pH-Wert im Blut sinkt, also zu sauer wird, wird das Atemzentrum im Gehirn erregt, und dieses bewirkt eine verstärkte Abatmung von Kohlendioxid, durch die das Blut wieder basischer wird – ein Notventil des Körpers, um Entgleisungen im Säure-Basen-Haushalt zu verhindern. Durch schnellere oder langsamere Atmung kann der Säure-Basen-Haushalt direkt beeinflusst werden. Wird durch Hyperventilation – schnelle, flache Atmung, die in enger Verbindung zu psychischem Extremstress steht – zu viel Kohlendioxid abgeatmet, kommt es zu einer respiratorischen (atmungsbedingten) Alkalose, also einem Zuviel an Basen, verbunden mit Muskelkrämpfen. Auch eine langsamere Atmung kann den Säure-Basen-Haushalt beeinflussen. Gefährlich ist das im Extremfall; bei Lähmungen und Blockierungen des Atemzentrums durch Medikamente oder Gifte: Die Folge ist eine akute Azidose (Übersäuerung).

? Wie können die Nieren den Säure-Basen-Haushalt beeinflussen?

Die Nieren spielen bei den Regulationsvorgängen des Säure-Basen-Haushalts eine bedeutende Rolle. Sie scheiden Stoffe aus, die der Organismus nicht mehr benötigt: sogenannte Stoffwechselendprodukte. Dazu gehören Harnstoff und Kreatinin aus dem Eiweißabbau, Harnsäure aus dem Purinabbau, Sulfate, Phosphate und vieles mehr. Es werden saure und basische Stoffe ausgeschieden, wobei die Nieren normalerweise mehr Säuren als Basen ausscheiden.

Im Laufe des Tages kommt es bei einem gesunden Menschen, der regelmäßige Mahlzeiten zu sich nimmt, zu Basenfluten (→ Seite 21), bei denen viel basisches Natriumbikarbonat zu den Nieren geht, von ihnen zum Großteil herausgefiltert und wieder ans Blut zurückgegeben wird. Die Menge des täglich in den Nieren anfallenden Bikarbonats ist 40-mal so groß wie die im Blut enthaltene Menge. Würde alles Bikarbonat der Basenflut mit dem Urin ausgeschieden, käme es schnell zu einem Zusammenbruch des Säure-Basen-Gleichgewichts im Körper. Man spricht vom »Basensparmechanismus« der Nieren. Eine gesunde Nierenfunktion ist eine wichtige Voraussetzung für einen intakten Säure-Basen-Haushalt.

INFO

Der Basensparmechanismus der Nieren

Die Nieren verfügen über einen sogenannten Basensparmechanismus, der verhindert, dass zu viele basische Mineralstoffe, vor allem die basischen Bikarbonate, ausgeschieden werden. Viele an Naturheilkunde interessierte Forscher sind der Ansicht, dass die gesunde Säure-Basen-Bilanz im Körper eine starke Betonung auf der basischen Seite hat. Dafür spricht, dass man im Körper diverse natürliche Mechanismen vorfindet, die basenerhaltend arbeiten. Die Nieren verwalten durch die Regulierung des Mineralstoffhaushalts auch den Säure-Basen-Haushalt. Der Basensparmechanismus der Nieren sorgt dafür, dass nicht mehr basische Stoffe ausgeschieden werden als unbedingt nötig. Gesund funktionierende Nieren tragen auf diese Weise zu einer ausgeglichenen Säure-Basen-Bilanz bei. Interessanterweise gibt es dagegen im Körper keinen Säuresparmechanismus.

- Nach heutigem Wissen stellt die vermehrte Ausscheidung von Säuren keine nennenswerte Gefahr dar. Der Grund dafür ist, dass Säuren während des Stoffwechsels ständig produziert werden; die vielen oxidativen Vorgänge (Verbrennungsvorgänge) im Stoffwechsel liefern zunächst Säuren. Aus diesem Grund ist ein Säuremangel nicht so leicht möglich wie ein Basenmangel. Größere Mengen an Basen kann der Körper dagegen nur in den Belegzellen des Magens in Verbindung mit der Produktion von Magensäure bilden.
- Aus alldem wird deutlich, auf welche Weise eine gesunde Nierenfunktion wesentlich zum Säure-Basen-Gleichgewicht beiträgt. Menschen mit eingeschränkter Nierenfunktion – bei chronischen Nierenkrankheiten und im Alter – sollten stets besonderen Wert auf basenbetonte Kost legen und gleichzeitig die Menge an tierischem Eiweiß in ihrer Nahrung reduzieren.

Die Nieren machen keine Überstunden. Was heißt das für mich?

Wer gern und viel Fleisch verzehrt, sollte wissen: Das im Fleisch enthaltene Eiweiß wird im Körper verstoffwechselt. Übrig bleiben die Endprodukte Harnsäure, Kreatinin und Harnstoff, die fast nur von den Nieren ausgeschieden werden können. Diese Stoffe nennt man »harnpflichtig«. Nur ein geringer Teil der Harnsäure und des Harnstoffs kann durch den Darm, Harnstoff zudem durch die Haut ausgeschieden werden. Auch die Ausscheidungskapazität der Nieren für diese Stoffe ist begrenzt. Statistisch gesehen wird in den westlichen Industrieländern doppelt so viel Eiweiß gegessen, wie nach Abbau ausgeschieden werden kann. Das bezieht sich vor allem auf harnsäurebildende Lebensmittel (Fleisch, Hülsenfrüchte, Kaffee). Harnsäure wird bevorzugt in den Gelenken abgelagert und verursacht dort schmerzhafte Gichtanfälle. Eine andere Folge von Eiweißüberernährung ist die vermehrte Entstehung von Nierensteinen. Eine weitere bekannte Folge der »Eiweißmast«, wie die Eiweißüberernährung oft bezeichnet wird, ist ein erhöhter Cholesterinspiegel im Blut.

Welche Rolle spielt die Leber für den Säure-Basen-Haushalt?

Die Leber ist als zentrales Stoffwechselorgan am Ab- und Umbau von Kohlenhydraten, Fetten und Eiweißen aus der Nahrung maßgeblich beteiligt. Sie gehört zu den basenfreundlichen Organen, das heißt, sie benötigt für ihre Arbeit ein basisches Milieu. Sie produziert die leicht basische Gallenflüssigkeit für die Fettverdauung, ist aber auch ein wichtiges Entgiftungsorgan: Nicht nur der Alkoholabbau geschieht in der Leber, auch jede andere organische Verbindung, sei es ein Farbstoff, ein Duftstoff oder die Chlorogensäure aus dem Kaffee, muss in der

Leber verarbeitet werden. Beim Abbau von Eiweißen entsteht in der Leber unter anderem Harnstoff. Durch den Harnstoffwechsel kann die Leber direkt in den Säure-Basen-Haushalt eingreifen. Beim Aufbau von Harnstoff aus Eiweiß – der sogenannten Harnstoffsynthese – verbraucht die Leber auch basisches Bikarbonat. Durch die Geschwindigkeit des Harnstoffaufbaus kann sich die Leber nun in das Säure-Basen-Geschehen im Organismus einmischen. Die Geschwindigkeit der Harnstoffsynthese ist abhängig vom pH-Wert des Bluts. Bei einem optimalen Blut-pH-Wert von 7,4 läuft sie mittelschnell ab. Bei einem Mangel an Bikarbonat im Blut sinkt der pH-Wert des Bluts leicht ab; die Leber verlangsamt die Harnstoffsynthese und verbraucht damit weniger Bikarbonat. So fällt aber mehr Ammoniak an, aus dem der Harnstoff sonst gebildet wird. Ammoniak wird dann auf anderen Wegen umgebaut und von den Nieren ausgeschieden. Es scheint aber noch einen weiteren Weg der Einflussnahme der Leber auf den Säure-Basen-Haushalt zu geben: In einigen wissenschaftlichen Abhandlungen ist erwähnt, dass die Leber bei einem Säureüberschuss aus der Nahrung Säuren abfangen, binden und vorübergehend lagern kann.

? Sind auch die Knochen am Säure-Basen-Haushalt beteiligt?

Die Knochen sind unser größter Basenspeicher. 98 Prozent des gesamten Kalziumbestands (ca. 1 kg) befinden sich im Skelett. Durch die Freisetzung basischer Mineralien trägt der Knochen entscheidend zur Aufrechterhaltung stabiler pH-Bedingungen bei. Dies geht bei langfristiger Übersäuerung allerdings zu Lasten der Stabilität der Knochen: Sie haben eine Pufferfunktion, die sie auf Kosten ihres Mineralstoffspeichers ausüben (→ Seite 84 ff.).

? Unterliegt der Säure-Basen-Haushalt tageszeitlichen Schwankungen?

Seit einigen Jahren wird in der Medizin die Chronobiologie (griech. *chronos* = Zeit, *bios* = Leben) intensiv erforscht. Alle körperlichen Funktionen folgen offenbar einer »inneren Uhr«. Am bekanntesten sind die tageszeitlichen Schwankungen bei Fieber. Auch der Säure-Basen-Haushalt folgt der inneren Uhr und orientiert sich wesentlich am Arbeitsrhythmus der Leber. Dieser Rhythmus kann sich individuell verschieben, je nach Lebensgewohnheiten und Typ. Gegen 14 Uhr weist die Leber die höchste Konzentration von Gallensäuren auf – dann, wenn wir in der Regel unsere Hauptmahlzeit verdauen. Friedrich Sander hat in vielen Untersuchungen festgestellt, dass Basenfluten (→ Seite 21) und -ebben in engem Zusammenhang mit dem Leberrhythmus stehen – obwohl Basenfluten vor allem dann entstehen, wenn Nahrung in den Magen gelangt. Nachts, wenn nichts gegessen wird, herrscht Basenebbe. In den frühen Morgenstunden werden bei gesundem Stoffwechsel mit dem Urin die nachts entstandenen sauren Stoffwechselabfallprodukte ausgeschieden.

? Was sind Säurefluten?

An einer Urin-pH-Tageskurve (→ Seite 55 ff.) sieht man, dass es bei einem gut funktionierenden Stoffwechsel mehrmals täglich zu einem Abfall des pH-Werts kommt. Besonders der Morgenurin ist im Normalfall leicht sauer. Dies ist allerdings keine Säureflut, sondern eine natürliche Folge der nächtlichen Entgiftungsarbeit der Leber. Nachts herrscht im Körper Basenebbe; die Säuren aus der Stoffwechselarbeit der Leber werden am Morgen ausgeschieden. Jeder gesunde Stoffwechsel produziert im Laufe der Nacht Abfallprodukte, die als freie, aber auch als gebundene Säuren im Urin erscheinen.

? Was sind Basenfluten?

Als Basenfluten bezeichnet man das zeitweise vermehrte Auftreten von Basen. Ein gesunder Organismus weist nach jeder Mahlzeit eine Basenflut auf, die sich in einem höheren pH-Wert bemerkbar macht. Sie ist eine normale Folge der Spaltung von Kochsalz (Natriumchlorid) in den Belegzellen des Magens, die nach jeder Nahrungsaufnahme erfolgt. Dabei entsteht zum einen die für die Eiweißspaltung notwendige Magensäure, zum anderen das für die Herstellung der alkalischen Verdauungssäfte in Bauchspeicheldrüse und Dünndarm notwendige basische Natriumbikarbonat. Diese Säfte neutralisieren den aus dem Magen ankommenden sauren Speisebrei. Dabei entsteht wieder das neutrale Kochsalz, und die »Basenflut« ist beendet. Wie lange dies dauert, hängt davon ab, was Sie gegessen haben: Ein Apfel benötigt weniger als eine Stunde, Fleisch oder Käse rund vier Stunden, Kuchen oder Pizza etwa sechs Stunden. Wird innerhalb dieser Zeit wieder etwas gegessen, kommt es einerseits zu einer erneuten Basenflut, andererseits wird die unvollständig verdaute Nahrung im Magen weitertransportiert und kann Verdauungsstörungen verursachen. Basenfluten führen zu einer Durchspülung des gesamten Gewebes und können nach Ansicht vieler Forscher und Erfahrungsmediziner saure Stoffe aus den Geweben spülen.

? Welche Säure-Basen-Vorgänge spielen sich im Magen ab?

Der Magen spielt bei der Regulation des Säure-Basen-Haushalts eine größere Rolle als meist angenommen. Nach der Nahrungsaufnahme produziert der Magen Salzsäure, die das eiweißspaltende Enzym Pepsin aktiviert. Salzsäure kann sich nicht im Magen befinden, ohne die empfindlichen Schleimhäute zu reizen. Deshalb wird sie in »neutraler« Form als Kochsalz (Natriumchlorid) und

Wasser in den Belegzellen des Magens bereitgehalten. Sobald ein Nahrungsmittel in den Magen gelangt, erhalten die Belegzellen den Impuls, Kochsalz und Wasser zu spalten. Daraus entstehen Salzsäure und die starke Base Natriumbikarbonat. Die Salzsäure wird ins Mageninnere abgegeben, das Bikarbonat gelangt mit dem Blut in die oberen Dünndarmbereiche, was als Basenflut bezeichnet wird. Der Magen produziert also nicht nur Säure, sondern ist auch die größte Basenfabrik im Körper.

? Was ist der Kochsalzkreislauf?

Kochsalz (Natriumchlorid) ist in einer bestimmten Konzentration im Blut und in den Körpergeweben enthalten. Es reagiert an sich neutral und gelangt aus dem Blut in die Belegzellen des Magens (Drüsenzellen der Magenschleimhaut). Dort wird es zu Salzsäure und Natriumbikarbonat umgebaut. Die Salzsäure gelangt in den Magen und dann in den Zwölffingerdarm. Das Natriumbikarbonat gelangt mit dem Blut direkt zum Zwölffingerdarm und in die Bauchspeicheldrüse, wo es für die Bildung der alkalischen Verdauungssäfte zur Verfügung steht. Diese ermöglichen die Verdauung von Kohlenhydraten, Fett und Eiweiß. Außerdem neutralisiert Natriumbikarbonat im Dünndarm die Salzsäure. Dabei entsteht erneut Kochsalz, das durch das Blut wieder in die Belegzellen gelangt. So ist der Kreislauf geschlossen.

TIPP

Wie viel Salz ist gut?

Aufgrund des ausgeklügelten Kochsalzkreislaufs kommt der Körper mit einer geringen Salzzufuhr aus: 1–2 g pro Tag genügen, 3–6 g werden meist empfohlen. Viele Menschen nehmen 10–30 g zu sich!

? Hält der Körper Säuren und Basen selbstständig im Gleichgewicht?

Das Gleichgewicht des Säure-Basen-Haushalts beruht vor allem auf dem Zusammenspiel von Nieren, Lungen, Leber und Bindegewebe. Dieses hochkomplexe System ist darauf ausgelegt, auch dann zu funktionieren, wenn einzelne Organe vorübergehend eingeschränkt oder gar nicht arbeiten können. Die Bedeutung der Nährstoffzufuhr, besonders der Basenversorgung, wird deutlich, wenn man sich klarmacht, dass die Organe sich nur dann optimal ergänzen, wenn sie ihre »Betriebsstoffe«, also ihre Nährstoffe und vor allem Basen, aus der Nahrung zur Verfügung gestellt bekommen.

? Welche Organe reagieren empfindlich auf pH-Wert-Veränderungen?

Blut reagiert am empfindlichsten auf Veränderungen des pH-Werts. Als wichtigste Körperflüssigkeit wird es bei Schwankungen des pH-Werts im Organismus immer sofort gepuffert, also sein pH-Wert vom Puffersystem des Körpers ausgeglichen. So liegt sein pH-Wert immer konstant zwischen 7,35 und 7,45, und pH-Verschiebungen im Organismus wirken sich nicht direkt auf das Blut aus. Viel »gefährlicher« leben dagegen die Enzyme (→ Seite 24): Sie können nur dann optimal arbeiten, wenn sie einen bestimmten pH-Bereich in Verbindung mit einer für sie optimalen Körpertemperatur vorfinden. Dies gilt vor allem für die Enzyme des Verdauungstrakts. Auch die knochenaufbauenden Zellen, die sogenannten Osteoblasten, sowie ihre Gegenspieler, die knochenabbauenden Osteoklasten, reagieren sehr empfindlich auf pH-Wert-Veränderungen. Osteoblasten arbeiten besser im basischen, Osteoklasten besser im sauren Umfeld (Milieu). Der Knochenaufbau benötigt somit ein basisches Umfeld.

? Was bedeutet es für den Organismus, dass Enzyme stark pH-Wert-abhängig sind?

Die lebenswichtigen Enzyme sind Proteine (Eiweiße), die im Körper vielfältige Aufgaben haben. Mehrere Tausend von ihnen beschleunigen unseren Stoffwechsel. Eines haben sie alle gemeinsam: Sie brauchen eine bestimmte Betriebstemperatur und einen jeweils typischen pH-Wert. Bereits kleine Veränderungen des pH-Werts verringern die Leistungsfähigkeit eines Enzyms um die Hälfte. Ein Beispiel ist das Pepsin im Magen: Es benötigt einen sehr sauren pH-Wert, idealerweise zwischen 2 und 3, der durch die Salzsäure im Magen gewährleistet wird. Ist der pH-Wert im Magen aber zu hoch, etwa bei einem Mangel an Magensäure, kann Eiweiß aus der Nahrung nicht vorverdaut werden – was Fäulnisprozesse bewirkt. Ähnlich ist es mit der Fett- und Kohlenhydratverdauung im Zwölffingerdarm. Auch hier bestimmt der pH-Wert, in diesem Fall zwischen 7,5 und 8,5, ob die Nahrung richtig verdaut und damit verwertet werden kann.

? Was sind basenabhängige Organe?

Als basenabhängige Organe bezeichnet man die Körperorgane, die auf ein basisches Milieu angewiesen sind, um optimal arbeiten zu können. In der Medizin nennt man sie *basophil* (wörtlich übersetzt: basenfreundlich). Der Begriff *basenabhängig* ist jedoch zutreffender. Basenabhängige Organe sind die Bauchspeicheldrüse, die Leber und die Drüsen des Zwölffingerdarms, die ihre alkalischen Verdauungssäfte in den Zwölffingerdarm (oberer Dünndarmabschnitt) abgeben. Wichtige Verdauungsfunktionen der Bauchspeicheldrüse und der Leber können nur dann stattfinden, wenn der pH-Wert im Zwölffingerdarm deutlich höher als 7 ist. Um den optimalen Arbeits-pH-Wert von 7–8 zu gewähren, enthalten die Verdauungssäfte im Dünndarm – Galle, Dünndarmsäfte und Bauchspeichel – alkalisches Bikarbonat. Jede Übersäuerung, die nicht durch den Säure-Basen-Haushalt reguliert werden kann, lässt den pH-Wert im Zwölffingerdarm absinken und stört so die Verdauung. Viele Verdauungsbeschwerden haben hier ihre Ursache.

? Was sagt der Säure-Basen-Haushalt über Gesundheit und Wohlbefinden aus?

Der Säure-Basen-Haushalt spielt im Rahmen eines Routinechecks beim Arzt kaum eine Rolle, weshalb im Rahmen einer normalen Untersuchung kein Säure-Basen-Status erstellt wird. Nur bei medizinischen Notfällen wird darauf geachtet. Das Verhältnis der Säuren und Basen spielt für das Wohlbefinden jedoch eine größere Rolle, als man bislang angenommen hat. Verschiebungen des Gleichgewichts im Säure-Basen-Haushalt äußern sich kaum in spürbaren Symptomen. Doch seit vielen Jahrzehnten zeigen Beobachtungen von Medizinern und Forschern, dass ein Mensch, der das gesunde Verhältnis von Säuren und Basen aufrechterhält, über einen guten Allgemeinzustand verfügt und damit gesünder ist.

W WICHTIG

Säure-Basen-Haushalt – oft vernachlässigt

Viele Mediziner sind der Ansicht, man müsste sich nicht sonderlich um den Säure-Basen-Haushalt kümmern. Mediziner richten ihr Augenmerk immer noch stark auf das Blut und zu wenig auf Binde- und Organgewebe. Wenn das Säure-Basen-Gleichgewicht des Bluts messbar gestört ist, befindet sich der Mensch in einem akut lebensbedrohlichen Zustand. Wenn das Säure-Basen-Gleichgewicht des Binde- und Organgewebes gestört ist, dann ist der Mensch »nur« chronisch krank.

Störungen im Säure-Basen-Haushalt

Wie das erste Kapitel gezeigt hat, verfügt unser Organismus über eine ganze Reihe von Möglichkeiten, seinen Säure-Basen-Haushalt im Gleichgewicht zu halten. Dennoch kann es unter bestimmten Bedingungen zu Störungen der gesunden Abläufe kommen. Auch hier sind einige Grundlagen zu klären, um Missverständnissen vorzubeugen, denn Störungen des Säure-Basen-Haushalts sind für den Arzt als reinen Schulmediziner und den Arzt oder Heilpraktiker als Erfahrungsmediziner nicht dasselbe. Für viele Anhänger der rein naturwissenschaftlich orientierten Medizin ist es sehr umstritten, ob es die gefürchtete Übersäuerung und dadurch bedingte Übersäuerungskrankheiten überhaupt gibt. Erfahrungsmediziner dagegen beobachten seit Jahrzehnten Zusammenhänge zwischen Störungen im Säure-Basen-Haushalt, die sich als Basenmangel erweisen, und der Entstehung chronischer Krankheiten. Die Erfolge, die mit reichlicher Basenzufuhr durch die Nahrung oder auch durch Gabe medizinischer Präparate erzielt wurden und werden, bestätigen diese Beobachtungen und schaffen zugleich neue Hoffnung in der Behandlung vieler chronischer Krankheiten. Seit einigen Jahren häufen sich Forschungsergebnisse, die Zusammenhänge zwischen Basenmangel in der Nahrung und Krankheiten belegen, etwa Osteoporose (→ Seite 84 ff.). Am Ende dieses Kapitels finden Sie einen Test, mit dessen Hilfe Sie einschätzen können, wie es aktuell um Ihr Säure-Basen-Gleichgewicht steht – eine Möglichkeit, sich krank machender Verhaltensweisen bewusst zu werden, und ein erster Schritt zu einer gesünderen Ernährung und Lebensweise.

Was geht im Körper vor sich?

? Was geschieht im Körper, wenn der Säure-Basen-Haushalt aus der Balance gerät?

Was bei einer Verschiebung der gesunden pH-Werte im Körper passiert, kann man sich so vorstellen: Die für die Aufrechterhaltung des Säure-Basen-Haushalts zuständigen Systeme sind pausenlos bemüht, Säuren und Basen im Gleichgewicht zu halten. Wie gut sie das können, hängt vorrangig davon ab, wie viele Säuren und Basen dem Körper zugeführt werden und wie gut der Organismus Schwankungen ausgleichen kann. Da kaum jemand zu viel von den Basenlieferanten Obst und Gemüse isst, stellt sich die Frage nach einer Überversorgung mit Basen aus der Nahrung in der Praxis nicht.
Eine dauerhaft zu große Säurezufuhr ist das vorherrschende Problem! Dabei kommen die Regulierungssysteme des Organismus (→ ab Seite 12) allmählich nicht mehr nach, sodass ein Teil der Säuren so lange im Körper – meist im Bindegewebe, aber auch in der Leber – gelagert werden muss, bis sie weiterverarbeitet werden können. Wenn über einen längeren Zeitraum zu viel Säure mit der Nahrung zugeführt wird, entstehen dauerhaft Säuredepots – vorzugsweise im Bindegewebe. Hier muss man auch unterscheiden zwischen den Regulationsvorgängen im Blut und den Regulationsvorgängen im Bindegewebe. In Medizinbüchern und somit auch überwiegend im Denken der Ärzte ist vom Säure-Basen-Haushalt nur in Bezug auf das Blut die Rede, da Abweichungen im Blut-pH-Wert schnell kritische Zustände auslösen. Solche Entgleisungen des Blut-pH-Werts kommen aber selten vor, weshalb sie bei einer hausärztlichen Untersuchung kaum eine Rolle spielen. Dass auch das Bindegewebe eine wichtige Rolle im Säure-Basen-Haushalt spielt (→ Seite 36), ist zwar schon lange bekannt, wird aber meist beiseitegelassen.

? Wie verläuft eine Störung des Säure-Basen-Gleichgewichts?

Störungen des Säure-Basen-Haushalts treten auf, wenn die Basenreserven des Körpers verbraucht werden, um den pH-Wert des Bluts im Gleichgewicht zu halten. Dies ist das zentrale Problem, mit dem wir uns hier beschäftigen: das allmähliche Schwinden unserer Basenreserven – ein Vorgang, der schleichend stattfindet und weder vom Arzt noch vom Betroffenen selbst leicht zu erkennen ist. Wenn der Säure-Basen-Haushalt beginnt, seine Puffervorräte anzugreifen, ist das für die wenigsten Menschen sofort spürbar. Da der Säure-Basen-Haushalt ständig arbeitet, entsteht zunächst ein Wechsel zwischen Ausbalancieren und Aus-der-Balance-Kommen. Dies verursacht kleine Befindlichkeitsstörungen, die von vielen Menschen nicht richtig gedeutet werden. Dies ist der Beginn einer latenten Übersäuerung, die schließlich chronisch werden kann (→ Seite 31 f.).

? Welche Anzeichen weisen auf zu viel Säure im Körper hin?

Eine Überversorgung mit Säuren in unterschiedlichen Stadien besteht hierzulande bei den meisten Menschen, wie wir auch in der Praxis immer wieder feststellen können. Die Anzeichen reichen von zunehmender Tagesmüdigkeit, Schlafstörungen, Stimmungsschwankungen, Unruhezuständen, Verdauungsbeschwerden, Hautproblemen und Cellulite sowie erhöhter Infektanfälligkeit bis hin zu rheumatischen Beschwerden, hormonellen Problemen und chronischen Schmerzen, um nur die wichtigsten zu nennen. Das Problem in der Diagnosestellung: All diese Symptome können ebenso Ausdruck einer anderen gesundheitlichen Störung sein, weshalb man sie nicht unmittelbar mit einer Übersäuerung in Verbindung bringt.

? Welche unterschiedlichen Auffassungen gibt es aus medizinischer Sicht zum Säure-Basen-Gleichgewicht?

Die etablierte Meinung der Mediziner lautet, dass der Säure-Basen-Haushalt ein Regulierungssystem ist, das sich selbst versorgt und stets in Balance hält; Ausnahmen seien lediglich die akute Azidose (Übersäuerung) und die akute Alkalose (ein Zuviel an Basen). Wenn es zu solchen Entgleisungen kommt, dann entsteht innerhalb kürzester Zeit eine lebensbedrohliche Situation, die intensivmedizinischer Versorgung bedarf. Gemeint sind damit immer die gefährlichen Verschiebungen der Säure-Basen-Situation, also des pH-Werts, im Blut. Da diese Entgleisungen relativ selten vorkommen, wird der Säure-Basen-Haushalt im Rahmen einer ärztlichen Routineuntersuchung nicht berücksichtigt.
Aus erfahrungsmedizinischer Sicht hingegen sind zwischen einem ausgeglichenen Säure-Basen-Haushalt und einer lebensbedrohlichen Entgleisung einige Nuancen zu unterscheiden: von der beginnenden latenten Übersäuerung mit einzelnen, schwer deutbaren Anzeichen bis hin zur chronischen Übersäuerung, die mit vielfältigen Symptomen einhergehen kann (→ Seite 30 und 43). Die lebensbedrohliche akute Übersäuerung wird lediglich als selten eintretender Extremfall angesehen. Die Erfahrungsmedizin richtet ihr Augenmerk auf die Regulationsvorgänge im gesamten Säure-Basen-Haushalt – auch darauf, was im Bindegewebe und im gesamten Organismus geschieht, wenn Basen fehlen bzw. zu viele Säuren vorhanden sind.
Fazit: Es ist wenig sinnvoll, einen schulmedizinischen Hausarzt nach einer Säure-Basen-Bestimmung zu fragen, die aus seiner Sicht nur in der Intensivmedizin erforderlich ist. In der erfahrungsmedizinischen Praxis aber interessiert uns die latente Übersäuerung, denn sie steht am Anfang vieler gesundheitlicher Störungen.

? Was ist eine akute Übersäuerung?

Die akute Übersäuerung (Azidose) ist ein lebensbedrohlicher Zustand und hat mit der latenten Übersäuerung des Bindegewebes nichts zu tun. Eine akute Azidose entsteht, wenn die Puffermöglichkeiten des Bluts überschritten oder erschöpft sind (→ Seite 14).

WICHTIG

Mögliche Ursachen für eine akute Azidose

- Nierenfunktionsstörung (Niereninsuffizienz), bei der nicht mehr genügend saure Ionen ausgeschieden und nicht mehr genügend basische Ionen resorbiert werden können
- Unvollständiger Fettabbau im Rahmen von Diabetes (»Zuckerkrankheit«) oder nach längerem Fasten. Dabei entsteht β-Oxybuttersäure oder Acetessigsäure. Man spricht in diesem Zusammenhang von der diabetes- oder fastenbedingten Ketoazidose (zu hohe Konzentration sogenannter Ketonkörper im Blut).
- stark vermehrte Aufnahme saurer Ionen mit der Nahrung oder Arzneimitteln
- vermehrter Abbau von Kohlenhydraten zu Milchsäure, etwa bei Sauerstoffmangel im Gewebe sowie bei körperlicher Überanstrengung
- Basenverlust wegen zu starker Basenausscheidung der Nieren, bedingt etwa durch bestimmte Medikamente oder starken Durchfall
- Verminderung der Lungenfunktion, etwa bei Bronchialasthma
- verminderter Atemantrieb als Folge neurologischer Erkrankungen, eingeschränkter Lungenfunktion oder von Vergiftungen

Diese Entgleisungen treten erst dann auf, wenn die Blutpuffer erschöpft sind (→ Seite 14)!

Was ist eine latente Übersäuerung?

Den Begriff hat Friedrich Sander (→ Seite 64) in den 1930er-Jahren geprägt. Im Gefolge vieler chronischer Krankheiten stellte er eine latente Azidose fest, die besteht, wenn die Säuredepots im Bindegewebe überfüllt und die Basendepots leer sind. Dies ist durch die in der Medizin übliche Methode der Blutgasanalyse nicht zu erfassen und wird daher vernachlässigt. Sander entwickelte die »AQ-Methode« (Aziditätsquotient → Seite 65), um die latente Azidose zu erfassen – den Zustand zwischen Säure-Basen-Gleichgewicht und dem Notfall der akuten Azidose. Der Blut-pH-Wert ist hier noch stabil.

INFO

Mögliche Ursachen für eine latente Azidose

- Ernährung mit zu viel tierischem Eiweiß wie etwa Fleisch, Wurst, Käse, Milch, Sahne, Fisch, Krustentieren
- mangelnde Zufuhr von frischem (!) Obst und Gemüse, frischen Kräutern und frischen Keimlingen
- chronische Darmgärung aufgrund von schlechtem Kauen, zu schnellem und zu häufigem Essen; dabei kann die Nahrung nicht vollständig abgebaut werden, und es bleiben – oft saure – Zwischenprodukte zurück
- regelmäßiges Essen bei Nacht
- starker Alkoholkonsum
- chronische Nierenschwäche
- Sauerstoffmangel im Gewebe, auch bedingt durch Herzerkrankungen
- Diabetes und andere Stoffwechselerkrankungen
- Medikamenteneinnahme, insbesondere Protonenpumpenhemmer, Acetylsalicylsäure (Aspirin) und Cortison
- Dauerstress
- Mangel an Bewegung
- dauerhafter Schlafmangel

Was ist eine chronische Übersäuerung?

Mit dem Begriff der chronischen Übersäuerung ist eine Übersäuerung des Bindegewebes gemeint, die Friedrich Sander als *latente Azidose* bezeichnet. Der populäre Begriff *chronische Übersäuerung* und der wissenschaftliche Begriff *latente Azidose* sind gleichbedeutend und beziehen sich jeweils auf den Zustand des Bindegewebes und damit auch auf die daraus folgenden Auswirkungen auf den gesamten Organismus (→ Seite 36 f.).

Wie schnell kommt es zu einer latenten Übersäuerung?

Wie schnell es unter entsprechenden Bedingungen zu einer latenten bzw. chronischen Übersäuerung kommt, hängt im Wesentlichen von der individuellen Stoffwechselleistung und vom Allgemeinzustand des Organismus ab. So können extreme Stressphasen gekoppelt an Schlafmangel und eine zeitweise säurelastige Ernährung schnell wieder ausgeglichen werden, wenn der betroffene Mensch sich sonst in einem guten Allgemeinzustand befindet. Es handelt sich dabei nur um einen vorübergehenden Zustand der Übersäuerung aufgrund gewisser Extreme in der Lebensführung.
Auch jeder grippale Infekt sowie zum Beispiel Alkoholexzesse gehen im Prinzip mit einer vorübergehenden Übersäuerung einher, die der Körper schließlich selbst wieder ausgleicht.
Die natürlichen Schwankungen im Urin-pH-Wert nehmen an solchen »sauren« Tagen keinen rhythmischen Verlauf. Wenn säuernde Verhaltensweisen lange oder wiederholt – über Jahre – vorkommen und der betroffene Mensch sich nicht um einen Ausgleich in seiner Lebensführung und vor allem in der Ernährung kümmert, kann im Laufe von Wochen oder Monaten eine chronische Übersäuerung entstehen.

Basen sind oft Mangelware

? Gibt es analog zu den Formen der Azidose auch eine akute sowie eine latente und eine chronische Alkalose?

Von einer Alkalose spricht man, wenn im Körper ein Basenüberschuss besteht. Durch die Puffersysteme des Bluts wird eine Alkalose im Normalfall ebenso wie die Azidose verhindert. Reichen jedoch die Puffersysteme nicht mehr aus, um den Basenüberschuss aufzufangen, dann kommt es zu einer akuten Alkalose, die genau wie die akute Azidose ein intensivmedizinisch zu betreuender Notfall ist. Eine mögliche Ursache für eine solche Stoffwechselentgleisung kann starkes Erbrechen sein. Auch die übermäßige Zufuhr von Basen in Form von Infusionen kann eine akute Alkalose hervorrufen.
Auch Hyperventilation infolge einer psychischen Extremsituation mit Übererregung kann durch das verstärkte Abatmen von Kohlendioxid ebenfalls zur Alkalose führen. Es ist jedoch noch kein Fall bekannt, in dem ein Mensch durch zu basische Nahrung eine akute Alkalose erlitten hätte.
Im Prinzip kann es auch eine latente oder chronische Alkalose geben. Sie kann entstehen, wenn es über einen längeren Zeitraum zu einem langsam ansteigenden Basenüberschuss kommt. Angesichts der in den westlichen Industriestaaten üblichen säureüberschüssigen Ernährung und Lebensweise ist die latente oder chronische Alkalose jedoch eine rein theoretische Vorstellung. Die vielen Säurebildner in der Nahrung und die säuernde Lebensweise wirken ihr automatisch entgegen.
In der Praxis sind daher bislang keine Fälle von latenter oder chronischer Alkalose bekannt. Die Entstehung einer solchen wäre lediglich durch die hochdosierte Einnahme von Basenpräparaten über mehrere Monate hinweg denkbar.

? Kann ich durch basenüberschüssige Ernährung eine Alkalose bekommen?

Theoretisch wäre das möglich, in der Praxis ist es aber aus verschiedenen Gründen mehr als unwahrscheinlich: Zum einen benötigt der Körper wesentlich mehr Basen als Säuren – so auch die Meinung vieler Forscher wie Berg, Sander und Jörgensen. Zum anderen ist die reale Gefahr, dass ein Mensch sich dauerhaft rein basisch ernährt, sehr gering, denn abgesehen von Obst und Gemüse sind die meisten Nahrungsmittel Säurebildner.

? Warum wird immer nur die Übersäuerung bekämpft?

Man bekämpft die Übersäuerung, weil seit rund hundert Jahren immer mehr Zusammenhänge zwischen latenter Übersäuerung und der Entstehung von Krankheiten entdeckt worden sind. Die latente Alkalose gibt es nur in der Theorie: Es sind keine Fälle bekannt, in denen chronische Krankheiten auf eine latente Alkalose zurückzuführen gewesen wären. Selbst wer nur Obst und Gemüse isst, ernährt sich damit lediglich basenüberschüssig, denn diese enthalten neben den vorherrschenden basenbildenden Inhaltsstoffen auch säurebildende. Ragnar Berg spricht daher auch vom »Basenüberschuss« bzw. vom »Säurenüberschuss« in Lebensmitteln.

? Bildet der Körper Basen nicht selbst?

Basen kann der Körper nur bilden, wenn er zugleich Säure bildet. Dies geschieht in den Belegzellen der Magenschleimhaut, die aus Kochsalz Salzsäure produzieren, deren negativ geladenes Chlorid im Magen die Eiweiße vorverdaut. Das positiv geladene Natrium aus dem Natriumchlorid (Kochsalz) wird Bestandteil des basischen Natriumbikarbonats, das mit dem Blut zu den basenabhängigen Organen Leber, Gallenblase, Dünndarmdrüsen und Bauchspeicheldrüse gelangt, was eine optimale Verdauung erst ermöglicht. Diese »Basenflut« ebbt ab, sobald die Magenverdauung beendet ist. Das basische Bikarbonat wird dabei neutralisiert und teils ausgeschieden. Säuren dagegen sind Abbauprodukte des Stoffwechsels und müssen ausgeschieden werden – wofür sie meist an Basen aus der Reserve des Körpers gebunden werden müssen. Das verringert die Basenreserven, wenn der Basennachschub durch die Nahrung nicht ausreicht.

T TIPP

Säure neutralisieren mit Obst und Gemüse

Nach Remer und Manz (→ Seite 115) erzeugt ein Mensch von 70 kg täglich unabhängig von der Nahrung 46 meq (millival, → Seite 13) nierenpflichtige Säure. Um diese zu neutralisieren, sind täglich ca. 1,5 Kilo frisches Obst und Gemüse notwendig!

»Säurenlager« im Körper

? Was geschieht mit Säuren, die nicht ausgeschieden werden können?

Säuren, die der Körper nicht verwenden oder gerade nicht ausscheiden kann, weil die Ausscheidungsorgane überlastet sind, werden »zwischengelagert«. Ein bevorzugter Ort für ein vorübergehendes oder langfristiges Säuredepot ist das Bindegewebe. Die Säuren werden dort an Kollagenfasern und Proteine gebunden, bis sie durch die Haut oder die Nieren ausgeschieden werden können. Es gibt zahlreiche Beobachtungen, dass bei einer chronischen Übersäuerung die an Proteine gebundenen Säuren nicht mehr ausgeschieden werden können (→ Seite 37).

? Warum werden Säuren so bevorzugt im Bindegewebe zwischengelagert?

Das Bindegewebe bietet sich dazu an, störende Stoffe einzulagern. Zum einen verfügt der Körper über eine große Menge an Bindegewebe, zum anderen ist dieses nicht so lebenswichtig wie das Blut. Das Bindegewebe ist eine Art Umschlagplatz für den Stoffwechsel. Hier kreuzen sich die Wege der Blutgefäße, der Nervenbahnen sowie der Lymphe, und es finden sich hier jede Menge Abwehrzellen des Immunsystems. Das Bindegewebe wird gern als eine Art Abfall-Zwischenlager verwendet, bis die Ausscheidungsorgane, hier vor allem die Nieren, wieder Kapazitäten frei haben. Das Bindegewebe wird daher oft als »Vorniere« bezeichnet.

? Was geschieht im Bindegewebe, wenn zu viel Säure anfällt?

Im Bindegewebe werden Säuren an Eiweiße (Proteine) und an die strukturgebenden kollagenen Fasern gebunden. In geringem Umfang sind solche Säureeinlagerungen unproblematisch. Werden jedoch über einen längeren Zeitraum mehr Säuren eingebaut als ausgeschieden, kommt es zu typischen Bindegewebsveränderungen – der Cellulite. Die als unschöne Dellen sichtbaren Fettansammlungen, auch Orangenhaut genannt, sind Zeichen einer Übersäuerung des Gewebes und entstehen immer ausgehend von einer falschen Ernährungsweise. Diese Veränderungen des Bindegewebes sind nicht nur ein ästhetisches Problem: Da das Bindegewebe eine wichtige Transportstrecke für Stoffe aller Art darstellt, auch für Hormone, können Blockierungen im Bindegewebe Störungen des gesamten Stoffwechsels hervorrufen, den Hormonhaushalt des Körpers beeinträchtigen, das Funktionieren des Immunsystems einschränken und Schmerzen verursachen.

? Oft liest man von den sogenannten Stoffwechsel- oder Säureschlacken. Gibt es die wirklich?

Am Begriff »Schlacken« stoßen sich viele Wissenschaftler. Dazu ist es hilfreich, zu verstehen, woher dieser Name kommt: Schlacke ist eigentlich ein Rückstand aus einem thermischen Prozess, etwa der Verbrennung von Steinkohle oder der Eisenherstellung im Hochofen. Bei der Verdauung sprechen wir von einer »Verbrennung« der Nahrungsmittel. Dabei entstehen ebenfalls Abfallstoffe. »Schlacke« ist im medizinischen Bereich kein eleganter Begriff. »Ablagerungen« oder »Ausscheidungsprodukte des Stoffwechsels« klingt besser – bedeutet aber dasselbe. Von Schlacken oder Ablagerungen spricht man, wenn sich Stoffe, für die der Körper keine Verwendung findet und die er eigentlich ausscheiden sollte, stattdessen im Körper ablagern. Bekannt sind beispielsweise Harnsäureablagerungen in den Gelenken, die zu Gicht führen, oder auch die Ablagerungen an den Wänden der Blutgefäße, deren Folge die Arteriosklerose ist. Ragnar Berg hat beschrieben, dass Chlorid (aus Kochsalz) im Bindegewebe eingelagert wird und in dieser Form wesentlich zur Alterung des Gewebes beiträgt.

? Können Medikamente den Säure-Basen-Haushalt stören?

Die meisten Medikamente können den Säure-Basen-Haushalt beeinflussen. Ob und in welchem Ausmaß sie das tun, hängt davon ab, wo und wie sie jeweils wirken. Bei manchen Medikamenten ist der Wirkstoff selbst ein Säurebildner, etwa bei Acetylsalicylsäure (Aspirin). Die Einnahme über längere Zeit und in größeren Mengen kann den Säure-Basen-Haushalt nachhaltig stören, vor allem wenn andere Faktoren wie säureüberschüssige Nahrung, Stress und Bewegungsmangel dazukommen.

Der große Test zum Säure-Basen-Haushalt

Wenn Sie wissen wollen, wie es um Ihren Säure-Basen-Haushalt steht, dann nehmen Sie ihn mit unserem vierteiligen Test ohne viel Aufwand einmal unter die Lupe. Nehmen Sie sich genügend Zeit und seien Sie bei den Antworten ehrlich zu sich selbst!

Teil 1: Wie sauer ist Ihre Ernährung?
Im diesem ersten Testteil geht es um Ihre Ernährungsgewohnheiten.
Notieren Sie sich zunächst anhand der folgenden Tabellen, was Sie zu Ihren Mahlzeiten bevorzugt zu sich nehmen. Finden Sie ein Lebensmittel in der Liste nicht, sehen Sie in den Tabellen ab Seite 130 nach. Tragen Sie die Lebensmittel auf einem Blatt Papier in zwei Spalten ein – eine für sauer, eine für basisch. Aber natürlich gilt: Wenn Sie mittags ein Brötchen mit Butter und Käse essen und dazu eine große Schüssel grünen Salat, haben Sie zwar drei säuernde Komponenten und eine basische; dennoch kann der basenbildende Anteil Ihrer Mahlzeit mengenmäßig überwiegen. Schreiben Sie deshalb neben jedes Lebensmittel die verzehrte Menge, also das ungefähre Gewicht. Zuletzt ziehen Sie Bilanz. Die Getränke notieren Sie in Millilitern oder Litern und ziehen dann ebenso Bilanz.
Überwiegen bei Ihren Speisen deutlich die säurebildenden Bestandteile, geben Sie sich auf einem Zettel drei rote Punkte. Überwiegen die basenbildenden, bekommen Sie drei grüne. Halten sich säure- und basenbildende Anteile in etwa die Waage, geben Sie sich einen roten Punkt.
Bei den Getränken gibt es einen roten Punkt für Säureüberschuss, einen grünen für Basenüberschuss und null Punkte für ein eher ausgewogenes Verhältnis.
Natürlich ist dieser Test nicht sehr genau; die Aufstellung zeigt Ihnen aber eine Tendenz an, vor allem, wenn Sie den Test an mehreren Tagen machen.

Frühstück	
Säurebildner	**Basenbildner**
Brot, Brötchen, Backwaren, Mehlspeisen aus Getreide (auch Vollkorn)	basisches Müsli (→ Seite 204)
Butter, Margarine	frisches Obst
süße Aufstriche, Erdnussbutter	frisches Gemüse
Wurst und Schinken	frisch gepresster Obst- oder Gemüsesaft
Räucherfisch, Fisch- oder Fleischpasteten	Trockenfrüchte
Käse, Frischkäse	Mandelmus
Eier, ganz	Mandeln, Walnuss-, Sonnenblumenkerne
Joghurt, Quark, Sahne	milde Sprossen
Müsli, Cornflakes o. Ä. mit Milch/Joghurt/Früchten	Ahornsirup, Agavendicksaft
Milchreis, Grieß- und Haferflockenbrei, Frischkornbrei	Früchtekompott ohne Zucker- oder Honigzusatz

Mittagessen	
Säurebildner	**Basenbildner**
Fleisch, Fisch, Geflügel	Gemüse, roh oder gekocht
Nudeln oder Reis (auch Vollkorn), Polenta (Mais)	Kartoffeln
Brot, Brötchen, Backwaren, Mehlspeisen aus Getreide (auch Vollkorn)	Pilze
Pizza, Überbackenes	Blattsalate
Hülsenfrüchte, Spargel, Rosenkohl	Rohkostsalate
Fertiggerichte und -saucen, Fastfood	Kräuter und Sprossen
Sahne- oder Käsesaucen	Oliven
Joghurt, Quark, Frischkäse	vegetarische Aufstriche ohne Knoblauch, Milchprodukte und Getreide
Tofu, Sojaprodukte	Obstsalat aus frischen Früchten
Essiggurken, Mixed Pickles	Gemüse im Glas (ohne Süßungsmittel, Essig und Milchprodukte)

Zwischenmahlzeiten	
Säurebildner	**Basenbildner**
Frucht- und Wassereis	Mandeln
Gummibärchen, Bonbons	Trockenobst
Chips, Flips etc.	frische Walnusskerne
Schokolade, Kekse, Gebäck	Oliven
Müsliriegel, Schokoriegel	Obst
Joghurt, Quark, Pudding, Milchreis u. Ä.	Rohkost
Nüsse (außer Mandeln und frische Walnusskerne)	gekochte Esskastanien

Getränke	
Säurebildner	**Basenbildner/neutral**
Kaffee (auch koffeinfrei), Espresso	stilles Wasser (auch Leitungswasser) wirkt neutral
schwarzer/grüner Tee	Kräutertees
Eistee, Früchtetee, Rooibostee	Ingwertee
Softdrinks (Fruchtsaftgetränke, Limonaden u. Ä.)	frisch gepresste Obst- oder Gemüsesäfte ohne Zuckerzusatz
Wasser mit Kohlensäure, Kakao, Milch, Molke, Kefir u. Ä.	Kanne-Brottrunk
fertige Säfte	
alkoholische Getränke	

Teil 2: Wie sauer ist Ihre Lebensweise?

Auch Bewegung, An- und Entspannung sowie Schlaf spielen eine Rolle für das Säure-Basen-Gleichgewicht. Für Antworten mit dem Zeichen – bekommen Sie jeweils einen roten Punkt, für die Antworten mit dem Zeichen + einen grünen:

■ **Mahlzeiten**

– Ich esse zu unregelmäßigen Zeiten.
– Oft esse ich beim Arbeiten, beim Autofahren oder im Gehen. Oder ich lese nebenher oder sehe fern.
– Ich liebe ein gutes Abendessen und nasche auch nachts.
– Frühstück ist eher nicht so mein Ding.

+ Ich esse meist zu den gleichen Zeiten und genieße meine Mahlzeiten in Ruhe.
+ Zwischen den Mahlzeiten mache ich meist mehrere Stunden Essenspause.
+ Bei mir gilt der Spruch »Frühstücken wie ein Kaiser, Mittagessen wie ein Bauer und Abendessen wie ein Bettler«.
+ Naschen, Kaffeepause und Alkohol gibt es bei mir selten.

■ Bewegung

– Ich bin eher eine »Couch-Potato«. Sport nehme ich mir höchstens mal vor.
– Ich mache weniger als 3-mal pro Woche 40–60 Minuten Sport. **Alternativ:** Ich mache nur einmal pro Woche eine Stunde Sport.
+ Mindestens 3- bis 4-mal wöchentlich mache ich 40–60 Minuten Ausdauersport: Laufen, Walken, Joggen, Radfahren, Schwimmen. **Alternativ:** Ich übe eine Sportart 4- bis 5-mal wöchentlich ca. 30 Minuten aus.

■ Stress und Erholung

– Ich empfinde mein Leben als stressig; aus beruflichen, familiären und/oder anderen Gründen oder/und weil ich laufend unzufrieden bin.
– Ich schaffe es nicht, genügend Erholungsphasen in meinen Alltag einzubauen.
+ Ich empfinde mich nicht als gestresst, bin einigermaßen zufrieden und halte mein Leben in der Regel in einer guten Balance zwischen Stress und Erholung.

■ Schlaf

– Ich schlafe weniger als 7–8 Stunden pro Nacht.
+ Ich schlafe nur in Ausnahmefällen weniger als 7–8 Stunden pro Nacht.

Wie sieht Ihr Zettel mit den grünen und roten Punkten nun aus? Liegen Sie »im grünen Bereich«, oder »sehen Sie rot«?

Teil 3: Wie steht es um Ihren Säure-Basen-Haushalt?
Schauen Sie bei Tageslicht ohne weitere Beleuchtung in einen nicht getönten Spiegel und beurteilen Sie:

	ja	nein
■ Sind Ihre Augen strahlend und klar?	☐	☐
■ Ist Ihre Hautfarbe frisch und rosig?	☐	☐
■ Ist Ihre Haut ebenmäßig, rein und glatt?	☐	☐
■ Sind Ihre Haare glänzend und elastisch?	☐	☐
■ Sind Ihre Nägel elastisch, ohne Rillen und Einrisse?	☐	☐
■ Ist Ihre Zunge glatt, sauber und glänzend?	☐	☐
■ Liegt Ihr Gewicht im Normalbereich?	☐	☐
■ Ist Ihr Gewebe straff und elastisch, ohne sichtbare oder spürbare Wassereinlagerungen?	☐	☐

Wenn Sie 6- bis 8-mal mit Ja antworten konnten, brauchen Sie sich um Ihren Säure-Basen-Haushalt keine Sorgen zu machen. Eine basenüberschüssige Kost hilft Ihnen, gesund zu bleiben.
Je öfter Sie mit Nein antworten mussten, umso notwendiger ist eine Entsäuerungskur für Ihre Gesundheit: Streichen Sie für eine bis zwei Wochen alle Säurebildner aus Ihrer Nahrung (→ Seite 138) und möglichst die säuernden Faktoren aus Ihrer Lebensweise (→ Seite 71 f.) und wiederholen Sie diesen Test danach.

Teil 4: Ist meine Gesundheit bereits durch Übersäuerung beeinträchtigt?
Viele Menschen leiden seit Jahren an bestimmten Gesundheitsstörungen oder Krankheiten, ohne je darüber nachzudenken, dass diese durch Störungen im Säure-Basen-Haushalt entstanden sein können. Viele Erkrankungen gehen einher mit latenter Übersäuerung oder richtiger: einem Basenmangel. Nehmen Sie sich die Zeit, die Liste der häufigen Beschwerden und Volkskrankheiten auf der rechten Seite genau durchzugehen.

Leiden Sie an einer oder mehreren der folgenden gesundheitlichen Störungen?	**ja**	**nein**
■ Allergien, auch Heuschnupfen	☐	☐
■ Arthritis, auch rheumatoide	☐	☐
■ Bluthochdruck?	☐	☐
■ Diabetes mellitus Typ II (Zuckerkrankheit)	☐	☐
■ Durchfall	☐	☐
■ erhöhter Cholesterinspiegel	☐	☐
■ Endometriose	☐	☐
■ Entzündungen, auch von Schleimhäuten	☐	☐
■ Fibromyalgie	☐	☐
■ Gicht	☐	☐
■ Hauterkrankungen, auch allergisch bedingte	☐	☐
■ hormonelle Störungen	☐	☐
■ Infektanfälligkeit	☐	☐
■ Magen-Darm-Erkrankungen (Gastritis, Magengeschwüre)	☐	☐
■ Migräne	☐	☐
■ Osteoporose	☐	☐
■ prämenstruelles Syndrom (PMS)	☐	☐
■ Reizdarm	☐	☐
■ rheumatische Erkrankungen	☐	☐
■ Schmerzen, auch Regelschmerzen	☐	☐
■ schmerzhafte Erkrankungen des Bewegungsapparats	☐	☐
■ Sklerose der Herzkranzgefäße	☐	☐
■ Störungen der Wundheilung	☐	☐
■ Verstopfungen mit oder ohne Blähungen	☐	☐
■ Wachstumsverzögerung bei Kindern	☐	☐
■ Wechseljahresbeschwerden	☐	☐
■ Weichteilrheumatismus	☐	☐
■ Zyklusstörungen der Frau	☐	☐

Wenn Sie hier einmal oder mehrmals Ja sagen mussten, können Sie davon ausgehen, dass Ihre Gesundheit bereits durch Basenmangel beeinträchtigt ist.

Messung und Beurteilung des Säure-Basen-Haushalts

In diesem Buch befassen wir uns mit chronischen Störungen des Säure-Basen-Haushalts; die lebensbedrohlichen Zustände einer akuten Übersäuerung oder einer akuten Alkalose dagegen sind Notfälle und bedürfen intensivmedizinischer Versorgung (→ Seite 30 und 33).
Die chronischen oder latenten Störungen im Säure-Basen-Haushalt sind nicht mit einer einfachen Messmethode erfassbar. Vermutlich ist das einer der Hauptgründe dafür, dass sich die routinemäßige Betrachtung des Säure-Basen-Haushalts in der allgemeinmedizinischen Praxis bislang nicht etablieren konnte. Es gibt dagegen zahlreiche Ansätze der Erfahrungsmedizin, den Säure-Basen-Haushalt mit verschiedenen Mess- und Untersuchungsmethoden zu beurteilen.
Allein die Tatsache, dass sich der pH-Wert des Bluts und die Blutpuffer nicht ohne größeren Aufwand messen lassen und der Zustand des Bindegewebes nur indirekt zu beurteilen ist, führte und führt in der Fachwelt zu zahlreichen Diskussionen, an denen auch wir uns seit vielen Jahren rege beteiligen.
Entscheidend für die Qualität einer Messmethode sind ihre Zuverlässigkeit, Aussagekraft und Praxistauglichkeit sowie ihr Preis-Leistungs-Verhältnis. Gemessen daran scheiden viele Methoden aus. Nur wenn eine Methode aussagekräftig, bezahlbar und leicht durchzuführen ist, können wir sie Ihnen wie auch unseren Patienten als sinnvoll und hilfreich empfehlen.
In diesem Kapitel erläutern wir die gängigsten Messmethoden, und Sie bekommen einen Überblick über das Für und Wider der einzelnen Messverfahren.

Aussagekräftige Messung und Diagnose

? Kann man genau feststellen, in welchem Zustand der Säure-Basen-Haushalt ist?

Diese Frage beschäftigt Therapeuten und Wissenschaftler seit Jahrzehnten. Bis heute ist es nicht gelungen, eine Methode zu entwickeln, die eine hundertprozentige Aussage über den Säure-Basen-Haushalt ermöglicht.
Es sind aber in den letzten 80 Jahren verschiedene Geräte und Methoden entwickelt worden, die einen mehr oder weniger guten Einblick in den Säure-Basen-Haushalt geben. Ab Seite 243 finden Sie Hilfe zur Suche von entsprechenden Therapeuten oder Labors.
Auch in der streng naturwissenschaftlich orientierten Medizin gibt es keine hundertprozentigen Diagnoseverfahren. Jedes Verfahren weist gewisse Fehlerquoten auf. Selbst bei der normalen Blutuntersuchung kommen Messfehler vor; so verhält es sich auch bei den Messmethoden zum Säure-Basen-Haushalt. Dennoch können sie in Verbindung mit einem ausführlichen Gespräch zur Krankengeschichte (Anamnese) hilfreich sein.

? Kann man einem Menschen ansehen, in welchem Zustand sich sein Säure-Basen-Haushalt befindet?

Therapeuten, die mit der Antlitzdiagnostik arbeiten, sehen ihren Patienten viele Gesundheitsstörungen an. Meist sind diese Therapeuten naturheilkundlich arbeitende Ärzte oder Heilpraktiker, die auf langjährige Erfahrung mit der Antlitzdiagnostik zurückgreifen können. Diese ermöglicht dem Therapeuten, sich innerhalb kürzester Zeit durch eine genaue Betrachtung des Patienten ein Bild über dessen Gesundheitszustand zu machen – auch über seinen Säure-Basen-Haushalt.

Ausschlaggebend für die Beurteilung ist der Zustand von Haut, Haaren, Zunge und Bindegewebe. Oft werden daneben Fingernägel und Zähne berücksichtigt. Auch der seelische Zustand des Patienten gibt dem Therapeuten Auskunft über dessen Säure-Basen-Haushalt. Man spricht hier von Erfahrungsheilkunde, weil diese sich jahrhundertelange Erfahrung zunutze macht: Als es die Apparatemedizin noch nicht gab, waren die Ärzte darauf angewiesen, das Aussehen ihrer Patienten – und deren Ausscheidungen – genau zu betrachten, um festzustellen, woran der Patient litt. Sicherlich kann die Antlitzdiagnostik keine medizinische Diagnosestellung ersetzen, aber sie ist sehr hilfreich, um schnell zu überblicken, was sich im Körper des Patienten abspielt und welche Organe damit zu tun haben.

? An welchen Anzeichen erkennt man bei einem Menschen eine Übersäuerung?

Therapeuten, die bei der Diagnose den Säure-Basen-Haushalt speziell berücksichtigen, sehen ihren Patienten eine Übersäuerung meist an. Bei solchen Therapeuten handelt es sich in der Regel um naturheilkundlich arbeitende Ärzte oder Heilpraktiker, die auf jahrelange Erfahrung mit der Beobachtung äußerlicher Übersäuerungsanzeichen zurückgreifen können. Für einen ungeübten Menschen ist es dagegen schwierig zu beurteilen, ob die bestehenden Symptome auf Übersäuerung oder auf eine andere Ursache zurückzuführen sind: Müdigkeit, Vitalitätsverlust, Verdauungsprobleme, Hautunreinheiten, entzündliche Hautrötungen, Verlust der rosigen Gesichtsfarbe, brüchige Nägel, glanzlose Haare, Rötungen, Entzündungen, Veränderungen von Urin und Stuhl – all dies sind keine Anzeichen, die nur und eindeutig für eine Übersäuerung sprechen. So können Hautunreinheiten auch eine Folge von Nahrungsmittelunverträglichkeiten oder von hormonellen Störungen sein. Eine fahle, ungesunde Gesichtsfarbe kann zusätzlich durch langjährigen Alkohol- und/oder Nikotinmissbrauch oder durch Vitamin- und Mineralienmangel bedingt sein. Die Anzeichen, die für eine Übersäuerung sprechen, sind daher keine sicheren Symptome. Es gilt jedoch: Je mehr solcher Anzeichen vorhanden sind, umso wahrscheinlicher ist die Übersäuerung als Ursache oder wenigstens Mitursache. Der geübte Therapeut kann also die Wahrscheinlichkeit einer Übersäuerung feststellen. Zusätzlich gibt die Befragung des Patienten nach seinen Lebens- und Ernährungsgewohnheiten Aufschluss.

? Wie sehen die allerersten Anzeichen einer Übersäuerung aus?

Eine beginnende Übersäuerung zeigt sich zunächst in Veränderungen von Haut, Haaren und Nägeln: Die Haut wird fahler, oft auch unreiner. Das Bindegewebe wird schlaffer, und Cellulite bildet sich aus. Die Haare werden stumpf und glanzlos, auch vermehrter Haarausfall kommt vor. Die Nägel werden brüchig, reißen leicht und zeigen Rillen. Hinzu kommt häufig ein Nachlassen der Vitalität: Müdigkeit, Ein- und Durchschlafprobleme, nervöse Unruhe, schlechte Laune, Gereiztheit, depressive Verstimmungen und Konzentrationsstörungen machen sich zunehmend bemerkbar. Auch Verdauungsprobleme mit Blähungen, Verstopfung oder Durchfall gehören zum Bild einer latenten Übersäuerung. Die Leistung des Immunsystems wird schlechter, was unter anderem zu erhöhter Infektanfälligkeit führen kann. Selbst der Hormonstoffwechsel wird durch eine latente Übersäuerung beeinflusst, was bei Frauen den regelmäßigen, schmerzfreien Ablauf des monatlichen Zyklus stört. Auch Schmerzen, Migräne und Muskelkrämpfe können als Anzeichen einer Übersäuerung vermehrt auftreten.

? Warum äußert sich Übersäuerung bei verschiedenen Menschen auf so unterschiedliche Weise?

Alle Menschen haben unterschiedliche Erbanlagen. Aufgrund seiner ganz individuellen Veranlagung weist jeder Organismus bestimmte Stärken, aber auch Schwachstellen auf. Ein Beispiel: Wenn ein Mensch von Geburt an einen empfindlichen Verdauungstrakt hat, dann lässt sich in der Regel zurückverfolgen, dass sein Vater und dessen Vater oder seine Mutter und deren Vorfahren diese Schwäche ebenfalls aufweisen und mit Blähungen, Magenschleimhautentzündungen oder anderen Magen-Darm-Beschwerden zu tun haben oder hatten. Wenn nun dieser Mensch mit seinem empfindlichen Verdauungssystem über längere Zeit zu wenige basenbildende Nahrungsmittel zu sich nimmt, wird er die Folgen der Säureanreicherung sehr schnell in Form von Verdauungsstörungen zu spüren bekommen. Sobald er sich eine bis zwei Wochen lang durch basenreiche Kost oder durch Basenfasten (→ ab Seite 199) Entlastung verschafft, geht es ihm besser. Ein Mensch, der über einen starken Verdauungsapparat verfügt, wird die Folgen einer säureüberschüssigen Ernährungs- und Lebensweise dagegen zunächst nicht an seiner Verdauung spüren. Je nach individueller Schwachstelle kann sich die Übersäuerung bei ihm in Kopfschmerzen, Müdigkeit, rheumatischen Beschwerden, hormonellen Störungen, Allergien oder einer anderen Gesundheitsstörung bemerkbar machen.

Die meisten Menschen kennen ihre Schwachstellen. Wenn Sie an sich beobachten, dass Ihre eigene Schwachstelle sich bei Ihnen »meldet«, dann betrachten Sie dies als ein Alarmsignal, dass (nicht nur) Ihr Säure-Basen-Gleichgewicht gerade im Begriff ist, aus der Balance zu geraten. Oft hilft dann bereits ein »basischer Tag« zwischendurch, um wieder ins Gleichgewicht zu kommen.

Gründliche Anamnese

? Wie beurteilt ein erfahrener Therapeut den Säure-Basen-Haushalt?

Ein erfahrener Therapeut verlässt sich bei der Beurteilung des Säure-Basen-Haushalts eines Patienten nie auf nur eine Methode, am allerwenigsten auf eines der technischen Messverfahren. Alle uns zur Verfügung stehenden Methoden sind zu ungenau, als dass man sie allein zur Beurteilung einsetzen könnte. Entscheidend ist bei der Beurteilung des Säure-Basen-Haushalts zunächst, ob andere Ursachen für die Beschwerden des Patienten ausgeschlossen werden können. Ein ausführliches Erstgespräch gibt dem Therapeuten Aufschluss über die Ernährungsgewohnheiten und die Lebensweise des Patienten: wie oft er sich bewegt und welche Sportart(en) er ausübt, wie lange er nachts schläft, wie gut er schläft, wie das Verhältnis von Anspannung und Erholung in seinem Leben aussieht, wie seine sozialen Kontakte aussehen … Die ausführliche Befunderhebung eines erfahrenen Therapeuten umfasst immer auch eine psychologische Betrachtung. Erst in der Zusammenschau aller Aspekte kann sich der Therapeut ein Gesamtbild vom Gesundheitszustand des Patienten machen.

Darüber hinaus können ihm erfahrungsmedizinische Methoden wie die Antlitzdiagnostik (→ Seite 45 f.), Irisdiagnostik (→ Seite 51), Blutuntersuchung im Dunkelfeld (→ Seite 51), verschiedene Testverfahren oder Laboruntersuchungen (→ Seite 61 ff.) von Blut, Speichel oder Urin in seiner Diagnosestellung helfen.

Eine Stuhluntersuchung, wie sie einige Speziallabors durchführen (→ Seite 66), gibt Aufschluss über den Zustand der Darmflora und der Darmschleimhaut und kann so auch Hinweise auf ein allergisches Geschehen im Körper geben, das erfahrungsgemäß am Entstehen vieler Beschwerden beteiligt ist.

? Was ist der Azidosegriff?

Dr. Renate Collier (1919–2001) – eine Schülerin des Naturheilkundearztes Franz Xaver Mayr – hat sich in ihrer Arbeit auf Maßnahmen zur Entsäuerung des Organismus spezialisiert. Neben einer entsäuernden Azidosemassage hat sie den sogenannten Azidosegriff entwickelt. Dieser ermöglichte es ihr, den Grad der Übersäuerung zu beurteilen. Beim Azidosegriff greift der Therapeut mit den Fingern eine Hautfalte und begutachtet deren Dicke. Anhand dieser legte Frau Dr. Collier das Ausmaß der Übersäuerung fest.

INFO

Drei Grade der Azidose

Dr. Collier teilte die Übersäuerung in drei Stufen ein:

- **Die latente Azidose.** Ein Begriff, der auf den Arzt und Forscher Friedrich Sander (→ Seite 64) zurückgeht. Es handelt sich um eine unterschwellige Azidose. Sie kann bereits verschiedene Gesundheitsstörungen auslösen, für die aber meist andere Ursachen vermutet werden: Infektanfälligkeit, Kopfschmerzen, Magen-Darm-Beschwerden, Gelenkschmerzen und andere.
- **Die kompensierte Azidose.** Der Begriff entspricht der schulmedizinischen Sichtweise und bezeichnet einen Zustand, bei dem ein Basenmangel vorhanden ist, die verschiedenen Puffersysteme und Regelmechanismen des Säure-Basen-Haushalts aber noch ausreichen, um den pH-Wert des Bluts stabil zu halten. In diesem Stadium kommt es vermehrt zu Gesundheitsstörungen wie Entzündungen, Infekten und Schmerzen.
- **Die dekompensierte oder akute Azidose.** Diese ist ein medizinischer Notfall. Ihn zu beurteilen, ist keine Angelegenheit des Azidosegriffs, sondern für eine Blutgasanalyse (→ Seite 61 f.).

? Gibt die Irisdiagnose Auskunft über den Säure-Basen-Haushalt?

Das Betrachten der Regenbogenhaut des Auges – ein bei Heilpraktikern beliebtes Diagnoseverfahren – gibt Auskunft über Krankheitsbereitschaft und bestehende Krankheiten. Es gibt eine erblich bedingte Bereitschaft, Säuren in Bindegewebe oder Gelenken abzulagern. Die Veränderungen der Iris bei einer Änderung der Ernährungs- und Lebensweise vollziehen sich aber so langsam, dass man sie nicht zur Verlaufskontrolle einer Entsäuerungskur nutzen kann. Der Therapeut kann lediglich erkennen, ob der Patient eine Veranlagung zu Störungen des Säure-Basen-Haushalts hat.

? Kann man eine Übersäuerung mithilfe der Blutuntersuchung im Dunkelfeld nach Prof. Dr. Enderlein erkennen?

Die Blutuntersuchung im Dunkelfeld ist Anfang des 20. Jahrhunderts von Prof. Dr. Günter Enderlein entwickelt worden. Seine Entdeckung, dass Blut ein lebendiger Organismus ist, in dem sich Mikroben befinden, welche aktiv am Stoffwechsel und dem Immunsystem beteiligt sind, stößt bei seinen Kollegen bis heute auf großen Widerstand. Bemerkenswert ist jedoch, wie aussagefähig diese Blutuntersuchung ist. Mithilfe eines speziellen Dunkelfeld-Mikroskops wird ein Tröpfchen Blut aus Fingerbeere oder Ohrläppchen untersucht. Auf diesem Weg werden Hinweise auf eine Verschiebung der Säure-Basen-Bilanz gewonnen. So ist etwa die Zunahme der Blutviskosität, also zähflüssigeres Blut, ein Zeichen für fortschreitenden Basenverlust; die Durchblutung und Sauerstoffversorgung sind eingeschränkt. Weil die Verdickung des Bluts auch andere Ursachen haben kann, ist die Blutuntersuchung nach Enderlein nur im Rahmen einer ausführlichen Befunderhebung sinnvoll.

Der Grad der Übersäuerung

? Wie genau kann man den Grad der Übersäuerung messen?

Mit technischen Methoden genau messbar sind nur akute Übersäuerungszustände (→ Seite 30). Sie sind stets klinische Notfälle und werden unter anderem mittels der Blutgasanalyse in der Klinik ermittelt.
Das Ausmaß einer chronischen Übersäuerung lässt sich dagegen mit dieser Methode nicht feststellen. Alle Verfahren, die einen mehr oder weniger guten Einblick in den Säure-Basen-Haushalt geben, unterliegen der Einschränkung, dass jede Messung jeweils nur eine Momentaufnahme des äußerst dynamischen Systems des Säure-Basen-Haushalts darstellt. Wenn Sie ein einziges Mal eine Messung Ihres Bluts, Speichels oder Urins durchführen lassen, sagt das Ergebnis daher kaum etwas über Ihren Gesundheitszustand aus. Die latente bzw. chronische Übersäuerung ist mit keinem derzeit am Markt erhältlichen Test exakt messbar. Mit der Erstellung eines Urin-pH-Tagesprofils (→ Seite 55 ff.), die sich auch preislich im Rahmen hält, lässt sich noch die zuverlässigste Aussage treffen.

? Wie funktioniert die Urin-pH-Messung mit Teststreifen?

Das Messen des Urin-pH-Werts mit Teststreifen aus der Apotheke oder vom Versandhandel ist denkbar einfach: Sie reißen vom Block oder der Rolle einen Streifen ab, halten ihn unter Ihren Urinstrahl und betrachten sofort danach die sich einstellende Farbveränderung des Indikators. Die meisten Teststreifen sind gelborange und bleiben bei einem sauren pH-Wert (unter 7) in diesem Farbbereich, bei einem basischen pH-Wert (über 7) verfärben sie sich blau bis blaugrün.

TIPP

Urin-pH-Teststreifen
Die Teststreifen bestehen aus Indikatorpapier, das sich beim Eintauchen in eine Flüssigkeit auf typische Weise verfärbt. Die in der Apotheke erhältlichen Teststreifen unterscheiden sich in der Art des Indikators (→ Seite 9), in der Farbgebung und im Preis. Es gibt auch einen sogenannten Universalindikator von der Rolle zum Abreißen – für besonders viele Messungen. Allen gemeinsam ist, dass sie keine ganz genaue pH-Einteilung haben. Für die Erstellung eines Urin-pH-Tagesprofils reichen sie aber völlig aus. Vergleichen Sie die Mengen und Preise der verschiedenen Teststreifen.

? Reicht es aus, wenn ich nur einmal täglich morgens eine Urin-pH-Messung mit dem Teststreifen mache?

Die morgendliche Messung des Urin-pH-Werts wird von vielen Therapeuten und Buchautoren empfohlen. Doch sie allein sagt relativ wenig über den Zustand Ihres Säure-Basen-Haushalts aus. Welchen pH-Wert Ihr Urin morgens erreicht, hängt zum einen von der Uhrzeit ab, zu der Sie ihn messen. Er hängt zum anderen davon ab, was Sie am Abend zuvor gegessen haben, wie spät Sie gegessen haben, wann Sie zu Bett gegangen sind, wie lange Sie geschlafen haben und ob der Tag zuvor stressig war. Da nachts im Körper Basenebbe herrscht, die erst durch das Frühstück beendet wird, ist der Morgenurin im Normalfall immer leicht sauer. Zudem bilden sich in der Nacht durch die Stoffwechselarbeit vermehrt Säuren. Erst im Morgenurin werden die Säuren, teils gebunden und teils frei, ausgeschieden. Daher empfiehlt sich das Anlegen eines Urin-pH-Tagesprofils mithilfe von Teststreifen (→ Seite 55 ff.).

? Wenn der Morgenurin sauer ist, bin ich dann übersäuert?

Ein saurer Morgenurin mit einem pH-Wert unter 6,8 sagt für sich allein wenig aus. Nachts fallen im Rahmen der normalen Stoffwechselarbeit vermehrt saure Abfallprodukte des Stoffwechsels an. Gleichzeitig herrscht nachts im Körper eine Basenebbe; es sei denn, Sie stehen nachts auf und plündern den Kühlschrank.
Bei ungestörter nächtlicher Stoffwechselarbeit kommt es frühmorgens zu einer Säureausscheidung mit dem Urin, die zu einem Urin-pH-Wert im sauren Bereich führt. Wie sauer der Urin ist, hängt davon ab, wie viel an freien, ungebundenen Säuren er enthält. Ein gewisser Anteil der mit dem Urin ausgeschiedenen Säuren ist gepuffert, also gebunden. Der pH-Wert des Urins sagt daher nur aus, wie viel freie Säure ausgeschieden worden ist. Er zeigt außerdem, wie der Stoffwechsel auf Einflüsse der Ernährung und der Lebensweise reagiert: Wenn Sie am Abend vor der Messung im Restaurant geschlemmt haben, werden am nächsten Morgen mehr Säuren ausgeschieden, als wenn Sie abends nur ein Gemüsesüppchen gegessen haben. Sehr viel genauere Auskunft als eine einmalige Messung gibt ein Urin-pH-Tagesprofil. Kurz gefasst: Ein Problem besteht eher dann, wenn Ihr Morgenurin – ohne Einfluss von Medikamenten – basisch ist.

W WICHTIG

Saurer Morgenurin ist normal

Haben Sie am Abend vor der Urin-pH-Messung größere Mengen an Säurebildnern gegessen – etwa ein Menü mit Meeresfrüchten, Fleisch, Dessert und Wein –, und der pH-Wert Ihres Urins ist am Morgen trotzdem basisch, dann ist mit Ihrer Säure-Basen-Regulation etwas nicht in Ordnung. Fragen Sie Ihren Therapeuten nach möglichen Ursachen.

Urin-pH-Tagesprofile

? Was ist ein Urin-pH-Tagesprofil?

Wenn Sie mehrmals täglich Ihren Urin-pH-Wert mit Teststreifen messen und das Ergebnis notieren, erhalten Sie ein Urin-pH-Tagesprofil. Kopiervorlagen zum Eintragen der Werte finden Sie auf Seite 241 f. Sie erfassen damit die Schwankungen, die der Urin-pH-Wert im Laufe eines Tages aufweist. Aufgrund der normalen Säuren- und Basenfluten, die zu bestimmten Uhrzeiten auftreten, entsteht in einem gesunden Stoffwechsel eine typische Kurve (→ Seite 240). Der Verlauf dieser Kurve kann durch viele äußere Einflüsse beeinflusst werden. So produzieren zu viele Säurebildner in der Nahrung, Dauerstress, Bewegungsmangel und eine Lebensweise ohne Rhythmen und mit zu wenig Schlaf ein vermehrtes Säureaufkommen. Wenn Sie an mehreren aufeinanderfolgenden Tagen Ihr Urin-pH-Profil erstellen und darin immer starke Abweichungen von der normalen Kurve feststellen, können Sie davon ausgehen, dass Ihr Säure-Basen-Haushalt aus dem Gleichgewicht ist. Schon einige »basische« Tage (→ Seite 196 ff.) schaffen Ausgleich.

? Kann ich mein Urin-pH-Tagesprofil auch erstellen, wenn ich gerade Basenpulver einnehme?

Ein aussagekräftiges Urin-pH-Tagesprofil erhalten Sie nur, wenn Sie während der Messperiode kein Basenpulver einnehmen, denn dieses verschleiert die tatsächlichen Verhältnisse: Durch das Basenpulver wird der Urin zwangsläufig basischer, was das Messergebnis verfälscht. Das Urin-pH-Tagesprofil ist ohnehin für sich allein keine hundertprozentig genaue Methode, da sie nur die freien Säuren erfasst und die abgepufferten, also gebundenen, nicht messen kann.

INFO

Das ideale Urin-pH-Tagesprofil

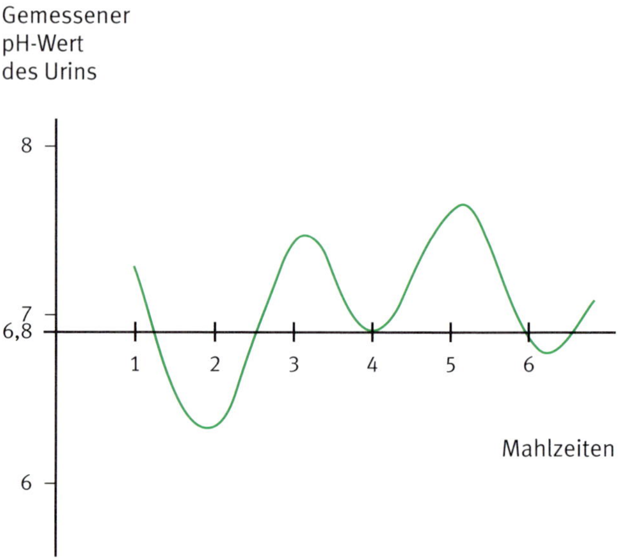

- Die Abbildung oben zeigt ein Urin-pH-Tagesprofil eines Gesunden mit regelmäßig eingenommenen Mahlzeiten. Dieses Normalprofil ist nur ein grober Anhaltspunkt.
- Die meisten Urin-pH-Kurven sehen auf den ersten Blick recht chaotisch aus. Das liegt daran, dass die Säurenausscheidung im Urin von vielen, teils komplizierten Stoffwechselvorgängen abhängt. Der Verlauf der Kurve wird auch davon beeinflusst, was wann und wie gegessen und getrunken wurde.
- Eine gesunde Kurve weist im Wesentlichen zwei Merkmale auf: Erstens ist der Morgenurin leicht sauer, liegt also unter pH 6,8. Zweitens ist im Tagesverlauf deutlich eine Kurve zu erkennen, die einige Werte über und einige Werte unterhalb der Marke 6,8 aufweist.

? Wie genau ist die Aussage eines Urin-pH-Tagesprofils?

Ein Urin-pH-Tagesprofil ermöglicht auf einfache und preiswerte Weise einen Einblick in den Zustand Ihres Säure-Basen-Haushalts. In einem »pH-Wert-Tagebuch« erfassen Sie die gemessenen Werte und weitere Angaben; ein Kurvendiagramm dient der Auswertung. Kopiervorlagen für beides finden Sie auf Seite 241 f. Die Messungen sind nur sinnvoll, wenn sie über mehrere Tage durchgeführt und dokumentiert werden.
Ein Mensch, der regelmäßig zu festen Zeiten seine Mahlzeiten einnimmt, hat drei Basenfluten pro Tag, die sich im Urin-pH-Tagesprofil abzeichnen. Friedrich Sander nannte für diese Basenfluten Zeiten: 9 Uhr, 14 Uhr und 20 Uhr – also jeweils nach den üblichen Zeiten für Frühstück, Mittag- und Abendessen. Dann nämlich erreichen die Basenfluten ihren Höhepunkt. Das gilt natürlich nur, wenn vor diesen Zeiten die Mahlzeiten wirklich eingenommen worden sind. Wenn Sie Ihre Mahlzeiten unregelmäßig einnehmen, wirkt sich das früher oder später auf die pH-Verlaufskurve aus, die dann zunehmend chaotischer wird.
Wie stark die Basenflut nach einer Mahlzeit ist, hängt davon ab, was und wie viel Sie gegessen haben. Doch nicht nur Säurebelastungen durch die Nahrung, etwa durch starken Kaffeekonsum, sondern auch durch die Lebensweise (→ Seite 71 ff.) wirkt sich auf die Säurenausscheidung aus. Stress, Schlafmangel, Essen unter (Zeit-)Druck: Je unruhiger Ihre Lebensweise ist, umso unregelmäßiger wird auch Ihre Urin-pH-Kurve.
Wenn Sie eine einigermaßen zuverlässige Aussage erhalten wollen, sollten Sie daher Ihr Urin-pH-Tagesprofil an vier bis fünf aufeinanderfolgenden Tagen erstellen, an denen Sie einen geregelten Tagesablauf einhalten. Zu den regelmäßig eingenommenen Mahlzeiten sollten Sie nicht nur Säurebildner (→ Seite 138) essen.

TIPP

So erstellen Sie Ihr Urin-pH-Tagesprofil

Ein Urin-pH-Tagesprofil zu erstellen, ist einfach und preiswert. So messen Sie richtig:

- Sie benötigen pH-Teststreifen für die Messung Ihres Urin-pH (→ Seite 53) und Formulare zum Eintragen Ihrer Messwerte. Auf Seite 241 oder im Internet unter www.basenfasten.de finden Sie ein Diagramm, das Sie mehrfach kopieren bzw. ausdrucken können, um das Urin-pH-Profil eines Tages einzutragen.
- Suchen Sie sich eine Woche aus, in der Sie voraussichtlich jeden Tag Zeit haben werden, 5–6 Messungen zu verschiedenen Zeiten durchzuführen. Wichtig ist, dass Sie während dieser Woche Ihre Mahlzeiten möglichst regelmäßig und zu normalen Zeiten zu sich nehmen.
- Normale Essenszeiten heißt in diesem Zusammenhang drei Mahlzeiten am Tag: Frühstück zwischen 6 und 9 Uhr, Mittagessen zwischen 12 und 14 Uhr, Abendessen zwischen 17 und 19 Uhr. Nehmen Sie möglichst keine oder höchstens kleine Zwischenmahlzeiten zu sich – wie etwas Trockenobst, einen Apfel, eine Banane oder einige Nüsse. Wichtig ist, dass Sie nicht den ganzen Tag futtern, denn dann kämen keine verwertbaren Kurven zustande.
- Führen Sie die Messungen nicht gerade dann durch, wenn es in Ihrem Alltag drunter und drüber geht – etwa vor oder auf Reisen, in Zeiten von aufregenden Meetings, Verwandtenbesuch oder Einladungen mit größeren Ess- und Trinkgelagen.
- Als Grundregel für die Auswertung des Messergebnisses auf dem Teststreifen gilt: Morgenurin ist in der Regel sauer. Etwa eine Stunde nach der Nahrungsaufnahme sollte der Urin basisch werden – in Abhängigkeit davon, was und wie viel Sie gegessen haben und wie Ihre Mahlzeit ablief, also schnell oder langsam, konzentriert oder nebenbei …

(Fortsetzung)

- Beachten Sie auch die Hinweise zum »Normalprofil« auf Seite 56. Machen Sie sich nicht verrückt, wenn Sie keine »Idealkurve« haben. Achten Sie einfach auf die folgenden beiden wichtigsten Merkmale einer »gesunden« Kurve:
  Erstens: Ergibt Ihr Tagesprofil eine lebendig fließende Kurve mit mindestens einem Auf und Ab?
  Zweitens: Ist Ihr Morgenurin leicht sauer, also unter pH 6,8? Wenn Sie diese beiden Fragen mit Ja beantworten können, dann wissen Sie bereits, dass Ihr Stoffwechsel offensichtlich in der Lage ist, auf die verschiedenen Einflüsse aus der Nahrung und Ihrer Lebensweise angemessen zu reagieren.

? Wie führe ich Buch darüber, was ich im Laufe eines Tages esse und trinke?

Notieren Sie bei jeder Messung möglichst genau, was und wie viel Sie zuvor gegessen und getrunken haben und zu welcher Uhrzeit das war. Eine Kopiervorlage für das »pH-Wert-Tagebuch« finden Sie auf Seite 242. So erhalten Sie Aussagen darüber, wie sich Ihre Nahrung auf Ihren Säure-Basen-Haushalt auswirkt. Vergleichen Sie also zum Beispiel Nudeln mit viel frischem Gemüse (hoher Basenanteil) und Nudeln mit Sahnesauce (hoher Säurenanteil); oder entsprechend Salat mit Zitronen-Öl-Dressing und Salat mit Senf-Sahne-Dressing; Früchtekompott mit Zucker und ungesüßtes; oder Kaffee ohne bzw. mit Zucker, Sahne und Keks.
Notieren Sie auch, wie Sie sich während der Mahlzeit gefühlt haben: Haben Sie dabei an Probleme gedacht? Hatten Sie vor dem Essen viel Stress und waren gedanklich noch bei dieser Situation? Gab es während der Mahlzeit ein Streitgespräch oder gedrückte Stimmung? War das

Essen ein Geschäftsessen oder ein völlig entspanntes Genießen im Kreise lieber Menschen? Musste es schnell gehen? Fand es in einem vollen, ungemütlichen Lokal statt? All diese Umstände können die Urin-pH-Werte tatsächlich beeinflussen, wie ein Kollege von uns in vielen Selbstversuchen immer wieder festgestellt hat.

TIPP

Hunger oder Gelüste?

Die Basenebbe löst Hunger aus. Das lässt sich direkt messen: Sobald der Urin-pH-Wert einige Stunden nach der Nahrungsaufnahme wieder sinkt, stellt sich ein Hungergefühl ein. Es ist spannend zu beobachten, wann wir wirklich Hunger haben, wann also der Körper nach Energiezufuhr verlangt. Solange der Urin basisch reagiert, stellen sich oft zwar Gelüste, aber kein echter Hunger ein. Für Verdauung und Stoffwechsel ist es besser, erst dann zu essen, wenn sich echter Hunger bemerkbar macht – unfehlbar am einsetzenden Magenknurren zu erkennen. Interessant ist, dass bei chronisch übersäuerten Menschen die Basenfluten oft ausbleiben: Die ständige »Basenebbe« macht sie hungrig und verleitet sie dazu, zu viel zu essen: der Beginn der Übergewichtsspirale.

? Was muss ich außer den Messwerten und den Mahlzeiten noch in meine Notizen zum Urin-pH-Tagesprofil aufnehmen?

Machen Sie sich – am besten in einem Ordner oder Tagebuch – Notizen darüber, wie Ihr Tag verlaufen ist, ob er stressig oder entspannt war. Notieren Sie Anrufe, Ärgernisse, gute, schlechte oder aufregende Nachrichten. Erfahrungen zeigen, dass selbst Eustress, der positive Stress, zu einer Säureflut im Urin führt!

Laboruntersuchungen

? Kann man anhand des Blut-pH-Werts den Säure-Basen-Haushalt beurteilen?

Der pH-Wert des Bluts wird vom Säure-Basen-Haushalt am strengsten kontrolliert und bewegt sich zwischen 7,35 und 7,45. Selbst bei chronisch Kranken bleibt der pH-Wert in diesem Bereich, da die Blutpuffersysteme ihn stabil halten. Der Blut-pH-Wert gibt deshalb keine Auskunft darüber, wie es um den Säure-Basen-Haushalt steht. Erst wenn die Puffersysteme des Bluts verbraucht sind, kommt es zu einer pH-Wert-Veränderung im Blut, zur akuten Azidose oder zur akuten Alkalose – beides medizinische Notfälle.
Lange bevor ein solcher Notfall entsteht, kommt es zu Verschiebungen im Mineralstoffhaushalt, die zunächst wenig Symptome hervorrufen. Sie sind jedoch der erste Schritt zu chronischen Krankheiten – die aber, wenn sie ausbrechen, in der Regel gar nicht mit Verschiebungen der Puffersysteme des Säure-Basen-Haushalts in Verbindung gebracht werden.

? Kann man die Blutpuffer messen?

In der Notfallmedizin werden Blutpuffer mittels der sogenannten Blutgasanalyse gemessen. Dafür wird aus einer Arterie, meist der Pulsader am Handgelenk, etwas Blut entnommen. Man nennt den ermittelten Wert *Base excess.* Er sagt aus, ob die Pufferreserven noch ausreichen oder ob im Säure-Basen-Haushalt bereits alles in Bewegung gesetzt worden ist, um eine Entgleisung zu verhindern. Diesen Zustand nennt man Kompensation: Der Organismus versucht mit seinen Mechanismen, eine drohende akute Azidose oder Alkalose zu verhindern. Man spricht dann von einer kompensierten Azidose bzw. Alkalose.

Diese Messungen werden immer erst dann durchgeführt, wenn aufgrund schwerer chronischer Krankheiten der Arzt eine akute Entgleisung des Säure-Basen-Haushalts vermutet. Zu unterscheiden ist diese von latenten und chronischen Störungen, wie Friedrich Sander sie beschrieben hat. Dieser hat daher ein eigenes Messverfahren für die Pufferkapazitäten entwickelt, um Störungen der Säure-Basen-Bilanz rechtzeitig erkennen zu können (→ Seite 64).
Auch der Heilpraktiker Hans-Heinrich Jörgensen (*1933) hat ein Messverfahren entwickelt, das eine Aussage darüber ermöglicht, wie groß die Pufferreserven im Blut sind (→ Seite 67). Diese »NAM-Methode nach Jörgensen« (benannt nach seiner leider eingestellten Firma *Neukönigsförder Arzneimittel*) wurde vor einigen Jahren von dem schweizerischen Arzt Dr. med. John van Limburg-Stirum durch Einbeziehung anderer Werte verbessert.

? Sind die neuen Teststifte dazu geeignet, den Blut-pH-Wert zu messen?

Auf dem Markt gibt es einen Teststift, der durch einfaches Streichen über die Haut eine Aussage über die Blutpuffer, den Blut-pH-Wert und den Mineralstoffhaushalt ermöglichen soll. Der Stift ist dunkelblau und färbt sich nach einer bestimmten Zeit rot. Wie schnell sich die Farbe ändert, zeigt laut Hersteller an, ob der Säure-Basen-Haushalt schwach, stark oder gar nicht belastet ist. Der Farbumschlag ist selbst bei Tageslicht schwer erkennbar, und die Farbe lässt sich von der Haut nur nach und nach wieder entfernen. Der Vorteil: Natürlich handelt es sich hier um eine relativ günstige, superschnelle Methode. Erheblicher Nachteil: Es ist bisher nicht geklärt, wie ein so einfacher Hauttest eine aufwendige Blutanalyse im Labor ersetzen können soll. Es liegen keine Erfahrungen von Therapeuten mit der Testmethode vor.

? Können im Labor auch Säurebelastungen in den Zellen nachgewiesen werden?

Der Säure-Basen-Haushalt ist Messungen kaum zugänglich (→ Seite 61). Wir können nur vermuten, wie der pH-Wert und die Pufferkapazitäten im Bindegewebe aussehen. Über die Verhältnisse in den Zellen der verschiedenen Organe beim lebenden Menschen wissen wir noch weniger. Ob die Verhältnisse in den roten Blutkörperchen repräsentativ sind für zelluläres Gewebe, was in manchen Studien vermutet wird, ist sehr fraglich, da sie aufgrund ihrer Funktion (Sauerstofftransport) eine sehr spezielle Zusammensetzung haben. Bisher gibt es nur wenige Untersuchungen dazu.

- Nach Einnahme eines basischen Mineralpräparats wurde in Zellen des Mundraums ein Anstieg der intrazellulären Magnesiumkonzentration gefunden; der Gehalt anderer intrazellulärer Mineralien veränderte sich jedoch nicht signifikant.
- In einer Studie an Ratten konnte gezeigt werden, dass verstärkte Säurezufuhr mit der Nahrung zu einer Anhäufung von Säure in den Zellen führt. Den Ratten war Ammoniumsulfat mit der Nahrung verfüttert worden. Die Ergebnisse wiesen darauf hin, dass eine vermehrte Säurezufuhr in der Nahrung nicht kurzfristig durch eine verstärkte Säureausscheidung durch die Nieren kompensiert werden kann. Dies wiederum legt eine »Verschlackung« des Gewebes und Bindegewebes nahe.
- Ragnar Berg (→ Seite 102 f.) hat ab 1947 in Stockholm menschliche Gewebeproben analysiert; er richtete jedoch sein Augenmerk vor allem auf die Belastung des Bindegewebes mit Chloridionen aus dem Kochsalz (Natriumchlorid).

Auch wenn Säurebelastungen in den Zellen noch nicht nachgewiesen sind, so belegen diverse Untersuchungen doch, dass es sie gibt.

? Was ist der Säure-Basen-Test nach Friedrich Sander?

Ausgesuchte Labors bieten den Säure-Basen-Test im Urin nach Friedrich Sander an (→ Adressen, die weiterhelfen, Seite 243). Diese Untersuchung zeigt, wie groß die Basenreserven des Körpers sind und ob bereits eine latente Übersäuerung eingetreten ist. Der Test ist schulmedizinisch noch nicht anerkannt, gibt aber Aufschluss darüber, wie es um die Pufferreserven des Körpers steht. Die Methode nach Friedrich Sander wird von einigen speziellen Labors in Deutschland angeboten und ergibt eine Aussage über die Pufferreserven des Organismus. Dabei werden fünf Urinproben im Laufe eines Tages gesammelt und an das Labor geschickt. Sie werden zum einen mit Lauge, zum anderen mit Säure versetzt. Aus dem jeweiligen Verbrauch bis zur Neutralisation wird ein Faktor errechnet: der Aziditätsquotient. Die Kosten für diesen Test liegen derzeit bei etwa 50 Euro.

INFO

Der Säure-Basen-Urintest nach Sander

- **So funktioniert der Test:** Sie benötigen ein Testset, das Sie sich vom Labor zusenden lassen können oder von Ihrem Arzt oder Heilpraktiker erhalten. Sie füllen im Laufe eines Tages fünf Proben frischen Urin in die dafür vorgesehenen Gefäße. Dies soll zu festgelegten Zeiten erfolgen: 6 Uhr, vor dem Frühstück; 9 Uhr, nach dem Frühstück; 12 Uhr, vor dem Mittagessen; 15 Uhr, nach dem Mittagessen; 18 Uhr, vor dem Abendessen.
- **Das ist zu beachten:** Ihre Urinentnahmezeiten können abweichen, wenn Sie Ihre Mahlzeiten zu anderen als den angegebenen Zeiten einnehmen. Wie bei der Erstellung des Urin-pH-Tagesprofils ist es auch hier wichtig, einen möglichst regelmäßig und ohne besondere Vorkommnisse ablaufenden Tag zu wählen. Schreiben

Sie genau auf, was Sie zu den jeweiligen Mahlzeiten gegessen und getrunken haben und unter welchen Rahmenbedingungen Sie Ihre Mahlzeiten eingenommen haben (→ Seite 59 f.) – umso besser kann Ihr Arzt oder Heilpraktiker Ihre Kurve auswerten.

- **Testergebnis Beispiel 1:** Die Kurve eines Gesunden. Die Verlaufskurve des AQ ist »lebendig«, weist also starke Schwankungen im Tagesverlauf auf.

AQ-Tageskurve

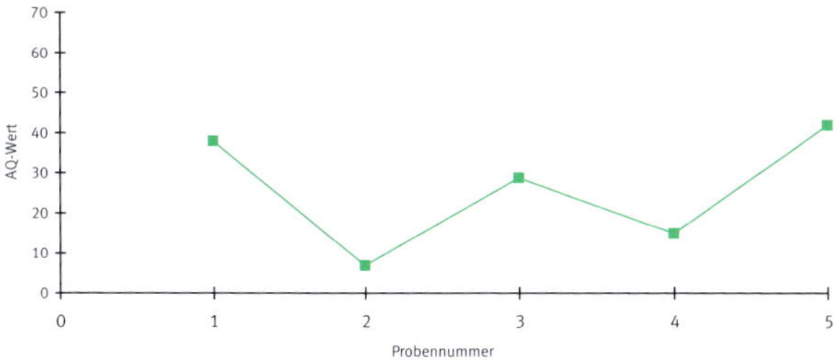

Mittlerer Aziditätsquotient (AQ): 23 % = Normbereich

- **Testergebnis Beispiel 2:** Kurve eines an Rheuma leidenden und übersäuerten Menschen. Nach Sander ist eine solche flache Kurve »unlebendig«. Auch bei Diabetes und vielen anderen chronischen Erkrankungen zeigen die Kurven einen solchen Verlauf.

AQ-Tageskurve

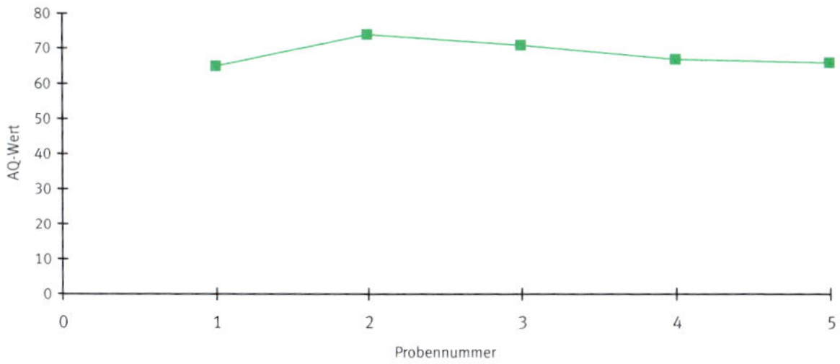

Mittlerer Aziditätsquotient (AQ): 69 % = deutlich zu hoch

? Kann ein Labor am pH-Wert meines Stuhls erkennen, ob ich übersäuert bin?

Einige Labors in Deutschland geben im Rahmen einer Stuhluntersuchung auch den pH-Wert des Stuhls an, der als stellvertretend für den pH-Wert des Dickdarms gesehen wird. Ein gesunder Darm weist einen Stuhl-pH von 5,5–6,5 auf. Die meisten Labors geben heute die Normwerte mit pH 6–7 an, räumen also mehr Toleranz ein. Günstiger für den Darm ist ein pH-Wert zwischen 5,5 und 6,5 – also sauer.
Ein saurer pH-Wert des Stuhls ist ein gutes Zeichen. Ein Wert von 6,5 und höher ist in der Regel ein Hinweis auf einen Mangel an oder das Fehlen von verschiedenartigen Milchsäurebakterien, die den Stuhl ansäuern. Diese Bakterien sind erforderlich für eine gute Verdauung und ein funktionierendes Immunsystem. Wenn Ihr Stuhl alkalisch ist, ist das daher kein Grund zur Freude, sondern ein Hinweis darauf, dass Sie sich dringend mit Milchsäurebakterien versorgen sollten – mithilfe milchsauer vergorener Speisen wie Sauerkraut oder mit Getränken wie Brottrunk (→ Seite 145 und 154 f.).
Über den Zustand Ihres Säure-Basen-Haushalts ermöglicht der Stuhl-pH nur eine indirekte Aussage. Sie können, wie die Erfahrung zeigt, davon ausgehen, dass bei einem intakten Säure-Basen-Haushalt auch die Zusammensetzung der Darmbakterien stimmt und daher der pH-Wert des Stuhls der Norm entspricht.

? Was ist der Säure-Basen-Urintest nach Glaesel?

Die Sander-Methode ist später von dem Chemiker Karl Glaesel aus Konstanz (*1912) modifiziert worden. Glaesels Test liefert aber im Großen und Ganzen vergleichbare Ergebnisse. Karl Glaesel widmete sich jahrelang intensiv der Säure-Basen-Forschung und hat, ähnlich wie Ragnar Berg, viele Versuche und Selbstversuche auf diesem Gebiet durchgeführt. Die Testgefäße für einen Säure-Basen-Urintest nach der Methode Glaesel können nur direkt im Hause Glaesel telefonisch oder schriftlich angefordert werden (→ Adressen, die weiterhelfen, Seite 243). Diese Methode ist mehr als doppelt so teuer wie die Sander-Methode. Ihre Ergebnisse sind ebenso zuverlässig wie diese.

? Was ist der Säure-Basen-Bluttest nach Jörgensen?

Der Heilpraktiker Hans-Heinrich Jörgensen hat 1985 ein Messverfahren entwickelt, um die Basenpufferkapazität in den roten Blutkörperchen (Erythrozyten) zu messen. Grundlage seiner Untersuchungen ist die Messung von frisch entnommenem Blut. Er brachte ein Gerät namens *NAM* (→ Seite 62) auf den Markt. Hans-Heinrich Jörgensen geht davon aus, dass der Grad des Puffervermögens in den roten Blutkörperchen ein Maß für die Übersäuerung in den Zellen ist. Besondere Beachtung schenkt er dabei den Kaliumreserven in der Zelle, die, wie er meint, viel zu wenig beachtet werden und die für den gesunden Säure-Basen-Haushalt von großer Bedeutung seien. Sein Verfahren eignet sich nicht für an Labors eingesandte Proben, da das Blut sofort nach der Entnahme untersucht werden muss. Die Methode von Jörgensen ist in jüngerer Zeit von Dr. John van Limburg-Stirum verbessert worden und wird inzwischen mit einem modernen Gerät durchgeführt, was die Methode ungleich teurer macht. Hinzu kommt, dass es leider kaum Praxen gibt, die dieses Verfahren anwenden, und kein Therapeutenverzeichnis dazu. Dies ist schade, denn ein großer Vorteil der Methode ist, dass sie sehr aussagekräftig ist, weil sie die Pufferkapazität im Blut berücksichtigt (→ Adressen, die weiterhelfen, Seite 243).

? Was ist Bioelektronik nach Prof. Vincent?

Die Bioelektronik, auch *Biologische Terrainanalyse* oder *BE-T-A* genannt, ist ein in den 1950er-Jahren von Prof. Louis Claude Vincent entwickeltes Messverfahren. Dabei werden Blut, Speichel und Urin untersucht. Neben dem pH-Wert werden der Redoxwert zur Beurteilung von oxidativem Stress sowie der elektrische Widerstand zur Beurteilung des Mineralienzustands mit Spezialelektroden ermittelt. Die Werte werden miteinander in Beziehung gesetzt und in einer vom Computer errechneten Grafik dargestellt. Laut Prof. Vincent erlaubt die Grafik eine Aussage über den Gesundheitszustand und den Säure-Basen-Haushalt. Leider wird der Test nur von wenigen Therapeuten durchgeführt; er ist aufwendig, relativ teuer und erfordert äußerst genaues Arbeiten. Auch hier gilt: Das Testergebnis ist nur eine Momentaufnahme. Ein Vorteil ist aber, dass sich zumindest an Speichel- und Urinwerten oxidative Veränderungen im Stoffwechsel erkennen lassen, die für die Entstehung vieler chronischer Krankheiten, insbesondere Krebs, mitverantwortlich sind.

? Wird mein Hausarzt gegebenenfalls eine Laboruntersuchung veranlassen?

Ein schulmedizinisch orientierter Arzt sieht – abgesehen vom Notfall einer akuten Azidose oder Alkalose – meist keinen Grund, einen Patienten auf Übersäuerung zu untersuchen. Wenn Sie einen Schulmediziner danach fragen, wird er Ihnen daher wahrscheinlich erklären, dass es eine latente bzw. chronische Übersäuerung nicht gibt, dass der Körper außer in Extremfällen über einen gut funktionierenden Säure-Basen-Haushalt verfügt und Sie sich keine Sorgen darüber zu machen brauchen – anders ein Arzt, der sich der Erfahrungsmedizin bedient (→ Seite 49).

? Bezahlen die Krankenkassen Laboruntersuchungen des Säure-Basen-Haushalts?

Die Tests sind recht teuer und sollten für eine repräsentative Aussage mehrmals durchgeführt werden. Unabhängig davon, ob sie im Labor oder in der Praxis des Arztes oder Heilpraktikers durchgeführt werden, sind sie jedoch keine Kassenleistung. Wer nicht so tief in den Geldbeutel greifen möchte, greift zur preiswerten Urin-pH-Verlaufskontrolle (→ ab Seite 52). Sie reicht für eine grobe Einschätzung völlig aus.

? Welche Methode zur Messung des Säure-Basen-Haushalts ist empfehlenswert?

Die zuvor beschriebenen Labormethoden sind mehr oder weniger zuverlässig, dennoch gibt keine den genauen Zustand des Säure-Basen-Haushalts wieder. Prof. Hartmut Heine, der das Bindegewebe des Menschen erforscht hat, brachte das Problem auf den Punkt: Es gibt bislang keine Möglichkeit, den pH-Wert im Bindegewebe direkt zu messen. Die chronische Übersäuerung aber, die vielen Menschen ein Stück Lebensqualität nimmt, spielt sich im Bindegewebe ab. Werden Blut, Speichel und Urin gemessen, handelt es sich dabei um Körperflüssigkeiten, die bereits gepuffert sind und nur indirekte Hinweise geben. Dazu kommt, dass ein einzelner Messwert nicht aussagekräftig ist und die Untersuchungen teuer sind. Der Säure-Basen-Haushalt ist ständig in Bewegung, und seine Regulierungsfähigkeit lässt sich gut an einem Urin-pH-Tagesprofil (→ Seite 55 ff.) erkennen. Diese Methode können Sie zu Hause durchführen und brauchen dazu nicht mehr als ein Blöckchen Indikatorpapier, Papier und Bleistift. Das schriftliche Festhalten der Ernährungs- und Lebensweise macht außerdem säuernde Verhaltensmuster bewusst und zeigt den Weg zu einer gesünderen Lebensweise.

Ursachen und Auswirkungen von Übersäuerung

Der Säure-Basen-Haushalt lässt sich durch die Ernährung sowohl positiv als auch negativ beeinflussen. Die Nahrung führt dem Organismus Stoffe zu, die teils zu Säuren, teils zu Basen umgebaut werden. Da viele Menschen gerade säurebildende Lebensmittel wie Fleisch, Wurst, Käse, Teigwaren und Süßigkeiten lieben, ist die Säurelast der Nahrung ein Problem.
Doch die Ernährung ist längst nicht alles. Auch die Veranlagung spielt eine Rolle. Die wichtigsten weiteren Faktoren sind Bewegung, das Verhältnis von Stress und Erholung und das Gefühlsleben. Jahrzehntelange Beobachtungen zeigen, dass Bewegungsmangel, Stress und starke negative wie positive Gefühle eine Übersäuerung begünstigen können.
Übersäuerung schlägt sich nicht nur in körperlichen Beschwerden nieder, sondern belastet auch die Seele. »Sauer macht lustig« – das ist wirklich nur ein Spruch und bezieht sich lediglich auf den sauren Geschmack einiger Lebensmittel, der angeblich die Laune hebt. Wenn dagegen der Körper »sauer« wird, scheint man keineswegs lustig zu sein. Die Erfahrung zeigt, dass chronische Übersäuerung aufs Gemüt schlägt. Übersäuerte Menschen wirken oft verbittert. Schon Ragnar Berg wies darauf hin, dass das seelische Befinden offensichtlich eng mit der Säure-Basen-Bilanz des Organismus zusammenhängt. Demzufolge sind vergrämte, schlecht gelaunte und pessimistische Menschen eher übersäuert. Der Volksmund sagt schließlich: »Ich bin total sauer«. Fröhliche, gut gelaunte, optimistische Menschen sind dagegen eher »basisch«.

Lebensweise und Übersäuerung

? Kann man eine Veranlagung zu Übersäuerung haben?

Der Stoffwechsel des Menschen ist nicht genormt. Die Fähigkeit, ein Zuviel an Säuren oder an Basen abzufangen, hat jeder Mensch, sie unterliegt aber der individuellen Stoffwechselleistung. Wie gut Ihr Stoffwechsel arbeitet und wie gut er Ihre »Ernährungssünden« auffangen kann, hängt auch von Ihrem Erbgut ab. Zudem beeinflusst die Funktion von Nieren, Lungen, Darm und Leber die Ausscheidung der Säuren. Menschen, deren Ausscheidungsfähigkeit durch Nierenfunktionsstörungen oder Stoffwechselschwächen beeinträchtigt ist, neigen daher mehr zu Übersäuerung als andere. In diesem Sinne kann man tatsächlich eine Veranlagung zur Übersäuerung haben. Für die Gesundheit ist es wichtig, die eigenen Schwachstellen zu berücksichtigen, also etwa bei einer Nierenfunktionsstörung weniger Eiweiß zu essen.

? Macht Stress sauer?

Stress ist einer der wichtigsten Faktoren für die Säurebildung. Immer wieder haben am Säure-Basen-Haushalt interessierte Menschen, auch Wissenschaftler, Versuche gemacht, um die Auswirkung von Stress auf den Säure-Basen-Haushalt zu erforschen. Die Ergebnisse waren eindeutig: Eine noch so basische Ernährung konnte das schnelle Absinken des Urin-pH-Werts nach der Nahrungsaufnahme nicht verhindern, wenn der Betreffende gleichzeitig Stress hatte. Im Rahmen dieser Versuche stellte sich ebenfalls heraus, dass positiver Stress, sogenannter Eustress, sich genauso säurebildend auswirkt wie der negative Disstress. Man erklärt sich das damit, dass die Stresshormone Adrenalin und Cortison im Körper vermehrt Säuren freisetzen.

WICHTIG

Rauchen und Stress

Rauchen hat keine nachgewiesene Wirkung auf den Säure-Basen-Haushalt. Jedoch stresst uns gerade das viele Rauchen in angespannten Situationen noch mehr. Die vielfältigen äußerst negativen Auswirkungen des Rauchens sind allgemein bekannt.

Stress ist ein Alarmsignal des Körpers, das vor Gefahren warnt. Bei Bewegung, also Flucht, werden die ausgeschütteten Stresshormone wieder abgebaut. Da wir heute vor bedrohlichen Situationen meist nicht mehr wegrennen können, fällt es uns sehr schwer, uns nach dem Stress wieder zu entspannen.

? Hat es Auswirkungen auf meinen Säure-Basen-Haushalt, wenn ich zu wenig schlafe?

Chronischer Schlafmangel gehört wie Stress inzwischen fast selbstverständlich zu unserer Lebensweise. Da nachts der Stoffwechsel besonders aktiv arbeitet und dafür Ruhe braucht, ist genügend Schlaf sehr wichtig. Dies belegen auch neuere Untersuchungen, die Hinweise darauf geben, dass Langschläfer weniger zu Gewichtsproblemen neigen. »Schlank im Schlaf« – einiges spricht dafür, dass es tatsächlich funktioniert. Über den Säure-Basen-Haushalt weiß man durch die Forschungen von Friedrich Sander, dass durch den Biorhythmus der Leber der Stoffwechsel nachts besonders aktiv ist und dabei viele Stoffwechselabfälle anfallen, die Säuren sind. Diese Säuren werden mit dem ersten Morgenurin ausgeschieden, was ihn sauer macht (→ Seite 54). Obwohl diese Zusammenhänge in neuerer Zeit noch nicht untersucht wurden, kann man davon ausgehen, dass dauerhafter Schlafmangel für ein Zurückhalten der Säuren im Körper sorgt und den Stoffwechsel bremst.

? Macht Leistungssport sauer?

Eigentlich fördern Bewegung und besonders Ausdauersport das Gleichgewicht des Säure-Basen-Haushalts (→ ab Seite 224). Leistungssportler allerdings stehen unter extremen Stoffwechselbelastungen, die weder für Muskeln, Sehnen und Bänder noch für die Knochen gut sind. Da kaum jemand aus diesen Gründen seinen Intensivsport aufgeben wird, sollte man zumindest auf angemessene Entspannungsphasen, aktive Regeneration etwa beim Schwimmen oder lockeren Laufen sowie auf einen hohen Basenanteil in der Nahrung achten.

INFO

Wie wirkt sich basenüberschüssige Ernährung auf Leistungssportler aus?

Es gilt als gesichert, dass basenüberschüssige Ernährung bei Leistungssport von Vorteil ist. Die Leistungsfähigkeit von Radsportlern konnte experimentell durch Alkalisierung gesteigert werden, und mittlerweile ist nach Aussage der Deutschen Gesellschaft für Ernährung (DGE) nachgewiesen, dass bei Hochleistungssportlern eine basenreiche Kost die maximale Leistungsfähigkeit erhöht. Angeblich soll die deutsche Fußballnationalmannschaft, Sieger der WM von 1990, regelmäßig Basengetränke bekommen haben. Das heißt aber nicht, dass Sie komplett auf (säurebildendes) tierisches Eiweiß verzichten sollten, wenn Sie Leistungssport betreiben oder gerade für Ihren nächsten Marathonlauf trainieren. Am besten können jedoch die Stoffwechselkapazitäten auf gesunde Weise ausgenutzt werden, wenn Fisch oder Fleisch nur mit Salat oder Gemüse kombiniert werden statt zusätzlich mit Kartoffeln, Reis oder Nudeln. So ist das wertvolle Eiweiß für den Stoffwechsel besser verwertbar, wie schon Ragnar Berg wusste.

Gesundheitliche Störungen und Säure-Basen-Haushalt

? Sind depressive Menschen übersäuert?

Schon Ragnar Berg wies darauf hin, dass das seelische Befinden eng mit der Säure-Basen-Bilanz zusammenhängt. Dass auch Depressionen mit chronischer Übersäuerung einhergehen, ist bislang nicht nachgewiesen. Doch leichtere Fälle sind durch viele Basenlieferanten in der Nahrung und viel Bewegung und Aufenthalt in der freien Natur beeinflussbar – also mit allem, was basisch macht. Zusätzlich können Homöopathie (→ Seite 216 und Seite 233) oder Schüßler-Salze (→ Seite 188 ff.) günstig wirken. Schwerere Formen – gehäuft endogene Depressionen in der Familie – sind dagegen selten ohne fachärztliche Hilfe zu bessern. Eine Umstellung auf basenüberschüssige Kost wirkt jedenfalls immer entlastend, wenn Antidepressiva eingenommen werden, da diese Medikamente den Stoffwechsel belasten.

? Welche Organe erkranken zuerst, wenn man »übersäuert« ist?

Jeder Mensch hat erblich bedingt individuelle Schwachstellen, die bei einer zu starken Säurelast zuerst reagieren. Ist das Immunsystem die Schwachstelle, reagiert der Mensch mit Allergien oder Infektanfälligkeit. Neigt die Haut zu Unreinheiten, verstärken sich diese. Häufige Schwachstellen sind die Atemwege, die mit chronischer Bronchitis oder Asthma reagieren können. Störungen des Säure-Basen-Haushalts belasten immer auch den Magen-Darm-Trakt: Da bei Basenmangel die Belegzellen des Magens vermehrt basisches Natriumbikarbonat bilden, entsteht allmählich ein Stresskreislauf, der zu Verdauungsstörungen mit Blähungen, Schmerzen und saurem Aufstoßen bis hin zu Krämpfen führen kann.

INFO

Übersäuerungs- oder Basenmangelkrankheiten
Die Aufzählung unten basiert auf Studien und Beobachtungen, die gezeigt haben, dass sich die Krankheitsbilder durch konsequente basenüberschüssige Ernährung deutlich verbessert haben. Vermutlich wird die Liste der durch basische Ernährung und Lebensweise günstig zu beeinflussenden Krankheitsbilder immer länger werden.

- Allergien, auch Heuschnupfen
- Arteriosklerose
- Arthritis, auch rheumatoide
- Bewegungsapparat, schmerzhafte Erkrankungen
- Bluthochdruck
- Cholesterinspiegel, erhöhter
- Chronische Schmerzen aller Art, auch Regelschmerzen
- Diabetes mellitus (Zuckerkrankheit)
- Endometriose
- Entzündungen, auch Schleimhautentzündungen
- Fibromyalgie
- Gicht
- Hauterkrankungen, auch allergisch bedingte
- hormonelle Störungen
- Infektanfälligkeit
- Magen-Darm-Störungen (z. B. Durchfall, Verstopfung mit oder ohne Blähungen, Gastritis, Magengeschwüre)
- Migräne
- Osteoporose
- prämenstruelles Syndrom
- Reizdarm
- rheumatische Erkrankungen
- Wachstumsverzögerung bei Kindern
- Wechseljahresbeschwerden
- Weichteilrheumatismus
- Wundheilungsstörungen
- Zyklusstörungen der Frau

? Gibt es auch chronische Erkrankungen aufgrund von Basenüberschuss?

Bislang sind keine chronischen Erkrankungen bekannt, die aufgrund eines Basenüberschusses entstanden wären. Die Ursache solcher Krankheiten müsste eine latente Alkalose sein, also ein Basenüberschuss. Es sind keine Fälle bekannt, in denen dieser Befund erhoben wurde. Es gibt die akute Alkalose (→ Seite 31), die hier aber nicht gemeint ist. Eine latente (chronische) Alkalose ist schon deshalb nicht denkbar, weil auch bei einer an Obst und Gemüse reichen Ernährung immer noch viele »normale« Stoffwechselsäuren entstehen. Deshalb ist im Zusammenhang mit Störungen des Säure-Basen-Haushalts immer nur von Übersäuerung oder vielmehr von Basenmangel die Rede.

? Sind Diabetiker immer übersäuert?

Ein an Diabetes erkrankter Mensch hat eine saure Stoffwechsellage; man nennt dies im medizinischen Fachjargon eine azidotische Stoffwechsellage. Die Ursache ist, dass bei Diabetes ständig Acetessigsäure gebildet wird, zu deren Neutralisierung wertvolle Basen benötigt werden. Der Stoffwechsel eines Diabetikers verbraucht aus diesem Grund unverhältnismäßig mehr Basen als ein gesunder Stoffwechsel.

So herrscht bei Diabetes ein Basenmangel, und damit liegt eine Übersäuerung vor. Es kommen bei Diabetes in Ausnahmefällen auch Stoffwechselentgleisungen vor, bei denen die Pufferreserven des Bluts die Säuren nicht mehr abfangen können – ein lebensbedrohlicher Zustand. Ein Diabetiker – auch ein medikamentös gut eingestellter – ist permanent (chronisch) übersäuert. Eine stark vermehrte Zufuhr von Basen sowie eine »basische Lebensweise« können ausgleichend wirken und schützen vor weiteren Folgen des Basenmangels.

? Ist die chronische Übersäuerung bei Diabetes nachweisbar?

Friedrich Sander wies in zahlreichen Messungen nach, dass alle Diabetiker »unlebendige« AQ-Tageskurven (→ Seite 65) ohne deutliche Basenfluten aufweisen. Das bedeutet, dass die Basen aus der Basenflut Säuren abfangen mussten. Eine »unlebendige« AQ-Tageskurve kann aber auch bei anderen chronischen Erkrankungen auftreten, die mit einer Übersäuerung einhergehen, und ist damit kein sicherer Hinweis auf Diabetes.

? Führt eiweißreiche Kost wirklich zum Muskelaufbau?

Ragnar Berg konnte in monatelangen, akribisch ausgeführten Messungen zeigen, dass der Eiweißbedarf des Menschen bei säureüberschüssiger Ernährung größer ist als bei basenüberschüssiger Ernährung. Das bedeutet: Säureüberschüssige Ernährung führt zu einem gesteigerten Abbau von Muskeleiweiß. Dies wurde auch in neueren Untersuchungen bestätigt. Die Ursache liegt vermutlich darin, dass bei basenüberschüssiger Ernährung das Nahrungseiweiß vom Organismus besser verwertet wird. Ragnar Berg kam in seinen Messreihen zu dem Ergebnis, dass der Mensch seinen Stoffwechsel mit weniger als 30 Gramm Eiweiß pro Tag im Gleichgewicht halten kann, sofern in der Nahrung ein Basenüberschuss besteht. Das galt jedoch nur dann, wenn sich die Versuchspersonen über Monate hinweg stark basenüberschüssig ernährten. Um Missverständnisse zu vermeiden: Ragnar Berg propagierte nicht etwa eine minimale Eiweißernährung! Er betonte lediglich die Wichtigkeit der basenüberschüssigen Ernährung: Eine eiweißreiche Nahrung sei erwünscht und unschädlich, wenn die Gesamtnahrung einen hinreichenden Überschuss an Basen aufweise.

Was hat Gicht mit Übersäuerung zu tun?

Gicht ist eine Folge von überhöhter Harnsäurekonzentration im Blut – vom Mediziner Hyperurikämie genannt. Normalerweise wird Harnsäure, die ins Blut gelangt, an Eiweiße gebunden (gepuffert) und abtransportiert. Fällt mehr Harnsäure an, als Puffer zur Verfügung stehen, kommt es zur Harnsäureablagerung in Gelenken, Sehnenscheiden und Nierenmark. Die nicht an Puffer gebundene Harnsäure lagert sich in Form scharfer, nadelförmiger Kristalle ab, welche die typischen starken Schmerzanfälle hervorrufen. Harnsäure entsteht durch den Abbau von Purinen (→ Seite 118 f.), die vorwiegend aus der Nahrung stammen.

Ist Gicht immer ernährungsbedingt?

Täglich fallen im Stoffwechsel 300–400 mg Harnsäure unabhängig von der Ernährung an, die von den Nieren und in geringem Umfang durch den Darm ausgeschieden wird. Die Erhöhung der Harnsäurekonzentration im Blut mit Gicht als Folge ist überwiegend durch Fehlernährung bedingt. Viel Fleischkonsum, gepaart mit Alkoholgenuss (vor allem Bier), ist der größte Übeltäter. Es gibt aber auch Störungen des Purinstoffwechsels, die durch einen Immun- oder einen Stoffwechseldefekt (Lesch-Nyhan-Syndrom) bedingt sind. Beides sind eher seltene, schwere Krankheiten.

Im Zusammenhang mit erhöhten Harnsäurewerten im Blut werden häufig Nierenfunktionsstörungen beobachtet – auch Diabetes und andere Stoffwechselerkrankungen.

Harnsäure wird erst dann zu einem Problem für den Organismus, wenn die Eiweißpuffer aufgrund von zu viel Harnsäure verbraucht sind. Von Gicht bzw. Hyperurikämie spricht man, wenn die Harnsäuremenge im Blut auf über 6,5 mg/dl ansteigt.

WICHTIG

So schonen Sie Ihre Nieren

Ein Mensch mit gesunden Nieren hat einen Tagesbedarf von etwa 0,7 Gramm Eiweiß pro Kilogramm Körpergewicht. Wenn Sie also 75 kg wiegen, liegt Ihr Bedarf bei rund 60 Gramm pro Tag. So viel liefert schon ein mittelgroßes Steak! Vergessen Sie nicht, dass zum Beispiel auch Getreide, Nüsse und Hülsenfrüchte Eiweiß enthalten. Nahrungsmitteltabellen geben Ihnen darüber genauere Auskunft (→ Bücher, die weiterhelfen, Seite 245).

? Wie wirken sich Nierenkrankheiten auf den Säure-Basen-Haushalt aus?

Die Nieren sorgen im Normalfall durch ihren Basensparmechanismus (→ Seite 17) dafür, dass die lebensnotwendigen Basen weitgehend im Organismus bleiben. Bei Nierenfunktionsstörungen kann es zu gefährlichem Basenverlust kommen. Bei chronischen Nierenfunktionsstörungen ist eine basenüberschüssige Ernährung sehr hilfreich. Allein der Basenüberschuss in der Ernährung führt meist nach wenigen Wochen zu besseren Blutwerten und besserem Allgemeinbefinden – die Müdigkeit lässt nach, die Stimmung wird besser, und die Leistungsfähigkeit kehrt zurück.

? Hat das Entstehen von Nierensteinen mit Übersäuerung zu tun?

Forscher und Befürworter basenüberschüssiger Kost bringen die Entstehung von Nieren- und Gallensteinen mit zu viel Säure in der Nahrung in Verbindung. Man beobachtete, dass eine saure Stoffwechsellage die Bildung von Nierensteinen begünstigt. Andere Untersuchungen zeigten, dass bei Patienten mit Kalziumsteinen und einer verstärkten Kalziumausscheidung im Urin allein die Einschränkung der täglichen Eiweißzufuhr wieder zu normalen Urinwerten führte. Dies ist interessant, wenn man etwa bedenkt, dass Milch – also ein eiweißreiches Lebensmittel – als Kalziumlieferant viel gepriesen wird (→ Seite 156 f.). Die Zusammenhänge zwischen der Bildung von Nierensteinen und zu hoher Säurelast in der Nahrung sind offensichtlich. Die Erkenntnisse darüber durch Untersuchungen stehen erst am Anfang.

? Hat Übergewicht mit latenter Übersäuerung zu tun?

Übergewicht und Übersäuerung bedingen einander, denn kein Mensch, der lange Zeit überwiegend von (basenbildendem) Obst und Gemüse gelebt hat, war je dick. Für Übergewicht gibt es zwei Hauptursachen: falsche Ernährungsweise und Bewegungsmangel! Es ist offensichtlich, was Übergewichtige falsch machen: Sie essen zu oft zu viel Eiweiß, zu viel Weißmehlprodukte und Süßigkeiten, zu viel an schlechten Fetten und zu wenig Obst und Gemüse. Und sie bewegen sich zu wenig. Sie leben also im Säureüberschuss bzw. im Basenmangel.

? Sind übergewichtige Kinder übersäuert?

Ein gesundheitliches – und volkswirtschaftliches – Problem der Zukunft, das sich schon heute abzeichnet, sind die Krankheiten, die übergewichtige Kinder aufgrund ihrer Ernährungs- und Lebensweise entwickeln werden. Es ist hinreichend bekannt, dass Übergewicht in engstem ursächlichem Zusammenhang mit Erkrankungen des Stoffwechsels steht. Ein kranker Stoffwechsel weist, wie zahlreiche Untersuchungen und Beobachtungen zeigen, immer eine basenarme Situation auf. Die Ursachen für das Übergewicht (→ vorige Frage) sind bei Kindern und

Jugendlichen stark ausgeprägt: Sie essen viel Pommes frites, Chips, Süßigkeiten, Weißmehlprodukte, Fleisch und Wurst, trinken Cola und andere Softdrinks, und sie sitzen stundenlang vor dem Fernseher oder Computer. Vor allem die Colagetränke sind bedenklich, denn die darin enthaltenen Phosphate und ihr hoher Puringehalt tragen entscheidend zu Basenverlust und damit zu Übersäuerung bei. Sie sind mitverantwortlich für unreine Gesichtshaut und Pickel sowie die am Bauchgewebe bereits oft auftretende Cellulite. Die für den Stoffwechsel so wichtige Bauchspeicheldrüse geht angesichts der vielen zuckerhaltigen Speisen in die Knie. Die Diabetesrate unter jungen Menschen steigt.

TIPP

Gewicht reduzieren durch Entsäuerung

Es gibt zahlreiche Erfolgsmeldungen aus therapeutischen Praxen, die mit basenüberschüssigen Ernährungsempfehlungen arbeiten: Mittlerweile können wir mit Sicherheit sagen, dass eine Gewichtsreduzierung durch basenüberschüssige Ernährung und mehr Bewegung erstens funktioniert und zweitens gesund ist. So verzeichnen wir mit Basenfasten – der ein- bis mehrwöchigen Zufuhr von 100 Prozent Basischem (→ Seite 199 ff.) – dauerhafte Erfolge bei der Gewichtsreduktion unserer Patienten und Kursteilnehmer. Basenfasten ist so ausgelegt, dass die Fastenden darin geschult werden, ihre Ernährung dauerhaft basischer zu gestalten. Daher verbindet sich hier auf ideale Weise die Entlastung durch Meiden von Säurebildendem mit der Ernährungsumstellung anhand des nötigen Wissens. Nach einer Entsäuerungskur lässt sich mit einem 30-minütigen täglichen Bewegungsprogramm in Verbindung mit einem hohen Basenanteil in der Nahrung das Idealgewicht spielend leicht halten.

? Was haben Magenkrankheiten mit Übersäuerung zu tun?

Direkte Zusammenhänge zwischen zu hohem Säureanteil in der Nahrung und Erkrankungen des Magens sind bislang nicht untersucht worden. Man kann jedoch davon ausgehen, dass ein Zuviel oder Zuwenig an Magensäureproduktion langfristig Auswirkungen auf den Säure-Basen-Haushalt hat.

Immerhin sind die Belegzellen des Magens die größte Basenproduktionsstätte des Körpers. Wenn zu wenig Magensäure gebildet wird, sei es wegen einer Hemmung durch Medikamente oder aufgrund einer Fehlfunktion, dann werden im Gegenzug auch zu wenig Basen gebildet (→ Seite 21 f.).

Anazidität des Magens, das Fehlen von Magensäure, ist ein Problem für die Verdauung von Fetten und Eiweißen, denn für diese werden im Dünndarm die Basen gebraucht, die gleichzeitig mit der Magensäure entstehen und die Darmsäfte basischer machen. Ohne sie können die Verdauungsenzyme nicht optimal arbeiten.

Ein Zuviel an Magensäure (Hyperazidität) kann verschiedene Ursachen haben: Übermäßige Magensäureproduktion kann durch reizende Stoffe wie Koffein verursacht werden, sie kann aber auch eine chronische Krankheit sein. Sodbrennen ist die unangenehme Folge davon. Friedrich Sander vertrat die Meinung, dass jede Übersäuerung zunächst ein Basenmangel ist. Da bei der Säureproduktion im Magen automatisch Basen entstehen, kann man die Säureüberproduktion auch als eine »Notmaßnahme« des Organismus ansehen, die eigentlich mehr Basen erzeugen soll.

Das Problem ist vielschichtig und hinsichtlich der Säure-Basen-Bilanz in der Nahrung noch nicht genügend erforscht. Man weiß jedoch aus jahrzehntelanger Erfahrung, dass sich eine basenreiche Kost stets günstig auf Krankheiten des Magens auswirkt.

? Wie wirkt sich Übersäuerung auf den Darm aus?

Neben den Knochen (→ Seite 19) ist der Darm der Hauptbetroffene, wenn es dem Körper an Basen mangelt, denn seine Verdauungsenzyme sind auf Basen angewiesen, um optimal arbeiten können. Bei Basenmangel können Fette, Eiweiße und Kohlenhydrate nicht ausreichend abgebaut und verwertet werden (→ Seite 24). Die unvollständige Verdauung führt dann vermehrt zu Gärungsprozessen. Jede anhaltende pH-Wert-Verschiebung im Darm verändert die Zusammensetzung der sogenannten Darmflora: Die »guten« Darmbakterien wie Bifidobakterien, Milchsäurebakterien und Kolibakterien werden weniger, während »schlechte« Bakterien und Pilze sich vermehrt ansiedeln. Die Veränderung der Darmflora – Dysbakterie genannt – beeinträchtigt das Immunsystem und fördert unter anderem die Entstehung von Infektanfälligkeit, Nahrungsmittelunverträglichkeiten, Allergien und Entzündungen.

? Können Darmpilze etwas mit Übersäuerung zu tun haben?

Darmpilze – meist sind dies Hefen wie etwa *Candida albicans* – sind keine Krankheitsursache, sondern ein Symptom. Sie sind Folge einer veränderten Darmschleimhaut. Eine der Ursachen: Darmpilze können in einem basenarmen, geschwächten Organismus besser Fuß fassen, denn bei Basenmangel werden Nährstoffe unvollständig verdaut. Unverdautes ist ein Nährboden für Pilze und lässt Gärungsgase entstehen, also Blähungen. Die Angst vor Darmpilzen wurde vor einigen Jahren zum Modethema – aus Angst unterzogen sich viele strengen Antipilzdiäten. Eine einfache Entsäuerungskur (→ Seite 199 ff.) mit entsprechender Ernährungsumstellung schafft ausgeglichene basische Verhältnisse.

? Wie hängt der Säure-Basen-Haushalt mit dem Kalziumstoffwechsel zusammen?

Bei zu hoher Eiweißzufuhr tritt im Körper ein Kalziumverlust auf, da die aus dem Eiweiß stammenden Säuren durch Kalzium aus dem Knochen abgepuffert werden. Hoher Proteinverzehr führt also zu einer negativen Kalziumbilanz, zu Kalziumverlust.
In der Knochensubstanz befindet sich nahezu der gesamte Kalziumbestand des menschlichen Körpers. Kalzium steht im Organismus nicht immer in ausreichender Menge zur Verfügung: Die Kalziumaufnahme ist stark von den anderen Bestandteilen der Nahrung abhängig. Besonders Oxalate, Tannine und Phosphate (etwa in Spinat oder Cola) erschweren die Aufnahme (Resorption) des Kalziums. Auch Eiweiß und andere säurebildende Kost verschlechtern die Aufnahme von Kalzium, weshalb etwa das Kalzium aus der Milch nicht vollständig aufgenommen werden kann. Hoher Salzkonsum wiederum verstärkt die Kalziumausscheidung im Urin, wie Untersuchungen ergeben haben.
Damit steigt erwiesenermaßen das Risiko für Knochenbrüche, etwa den von älteren Menschen so gefürchteten Bruch des Oberschenkelhalses.
Die Salze der im Pflanzenreich, etwa in Obst und Pilzen, sehr verbreiteten Zitronensäure dagegen verbessern die Verwertung des Kalziums. Eine basenüberschüssige Ernährung, die reich an frischem Obst und Pilzen ist, kann auf diesem Weg das Risiko für Osteoporose senken (→ Seite 92 f.).
Die empfohlene tägliche Kalziumaufnahme für Erwachsene liegt bei rund 1 Gramm. Die Kalziumaufnahme im Darm wird durch das Hormon Calcitriol stimuliert. Für dessen Bildung ist Vitamin D wichtig, das der Körper nur mithilfe von Sonnenlicht selbst bilden kann. Basenüberschüssige Ernährung und viel Bewegung an der frischen Luft stärken Ihre Knochen!

? Was genau passiert bei Osteoporose?

Neben dem Magen sind die Knochen durch basenarme Nahrung am stärksten betroffen. Durch die Freisetzung basischer Mineralien tragen sie entscheidend zur Aufrechterhaltung stabiler pH-Bedingungen im Körper bei (→ Seite 19). Die Beanspruchung dieser Pufferfunktion geht bei langfristiger Übersäuerung allerdings zu Lasten der Knochenstabilität.

In den Knochen liegt Kalzium zum überwiegenden Teil in Form von Kalziumphosphat vor, das dort in größere Kristalle des Minerals Apatit eingelagert ist. 98 Prozent des gesamten Kalziumbestands (ca. 1 kg) befinden sich in den Knochen. Kalzium trägt entscheidend zu deren Stabilität bei. Streng genommen ist es jedoch das Kalziumphosphat, das die Knochen stabil macht, und nicht das Kalzium allein. Kalziumphosphat ist ein basisches Salz. Dieses ist neben seiner wichtigen Funktion im Knochenbau auch ein Bestandteil des Blutpuffersystems, das den Säure-Basen-Haushalt stabil hält. Schwankungen im Säure-Basen-Gleichgewicht führen daher zu Kalziumverlust im Knochen. Auch leichte Verschiebungen der Säure-Basen-Bilanz, die sich nicht sofort messen lassen, führen zu einem Kalziumabbau in der Knochensubstanz und zu dessen Folgen: Osteoporose und erhöhte Knochenbruchgefahr.

Der Kalziumabbau im Knochen ist ein schleichender Prozess, der viel zu lange nicht in Zusammenhang mit der Ernährungsweise gesehen wurde. Heute gibt es dagegen zahlreiche Studien, die eindeutig belegen, dass eine basenreiche Kost in Verbindung mit täglicher Bewegung die beste Vorbeugung gegen Kalziumverlust, Knochenabbau und damit gegen Osteoporose ist. Ein weiterer entscheidender Faktor bei der Entstehung von Osteoporose ist übrigens der weitverbreitete zu hohe Kochsalzkonsum, der zu Kalziumverlust führt und damit ebenfalls die Knochendichte vermindert (→ Seite 148 f.).

INFO

Osteoporose – eine Volkskrankheit

Osteoporose gehört laut der Weltgesundheitsorganisation (WHO) zu den zehn Krankheiten in Deutschland mit den höchsten Therapiekosten. Man geht davon aus, dass sieben Millionen Bundesbürger daran leiden: jede dritte Frau und jeder fünfte Mann.

Osteoporose ist die häufigste Knochenerkrankung im höheren Lebensalter und bedeutet den Verlust von Knochenmasse, Knochenstruktur und Knochenfunktion. Sie führt zu einem erhöhten Knochenbruchrisiko, besonders für Oberschenkel-, Unterarm- und Wirbelbrüche, sowie zu Schmerzen.

Frauen leiden häufiger unter Osteoporose als Männer, und im hohen Alter nimmt die Häufigkeit bei beiden Geschlechtern stetig zu. Die Entstehung einer Osteoporose wird durch hohen Proteinverzehr, starken Salzkonsum und durch säureüberschüssige Ernährung begünstigt.

Fatal ist, dass der Kalziumverlust (→ Seite 84) bei säureüberschüssiger Ernährung nicht durch eine gesteigerte Kalziumaufnahme ausgeglichen werden kann: Aus diesem Grund bleibt die Einnahme von Kalziumpräparaten bei gleichzeitiger säureüberschüssiger Ernährung wirkungslos.

Auf einem verbreiteten Irrtum beruht auch die Empfehlung, viel Milch zu trinken, um den Körper mit Kalzium zu versorgen: Das in der Milch enthaltene (säurebildende) Eiweiß behindert die Kalziumaufnahme aus der Milch. Konsequent großer Obst- und Gemüseverzehr kann der Übersäuerung und dem Kalziumverlust entgegenwirken. Außerdem schützt ausreichend Bewegung vor Osteoporose, da sie zur Stabilität der Knochen beiträgt. Zudem wird bei sportlicher Bewegung die Muskulatur gekräftigt, was Knochenbrüchen vorbeugt.

INFO

So diagnostiziert der Arzt Osteoporose

- Zunächst befragt der Arzt den Patienten im Anamnesegespräch, welche Beschwerden er hat. Bei Osteoporose können Schmerzen im Rücken oder anderen Körperregionen auftreten.
- Der verminderte Kalziumsalzgehalt der Knochen setzt deren Stabilität herab und erhöht das Risiko für Knochenbrüche. Betroffen sind davon vor allem Frauen in und nach den Wechseljahren, Männer in höherem Alter, Alkoholiker und Menschen mit Mangelernährung und/oder Übersäuerung. Auch diese Parameter muss der Arzt in seine Diagnosestellung einbeziehen.
- Das medizinisch-technische Verfahren zur Diagnostik der Osteoporose ist die Osteodensitometrie (Knochendichtemessung). Die gebräuchlichen Messverfahren beruhen darauf, dass energiereiche Strahlen (die radioaktiven Röntgenstrahlen) vom Knochen abgeschwächt werden: Je dünner der Knochen ist, desto geringer fällt diese Schwächung aus. Ein genaues und praktikables Verfahren ist die quantitative Computertomografie (qCT); ausgewertet werden Aufnahmen der Lendenwirbelsäule. Sehr genau, aber auch sehr aufwendig ist die szintigrafisch-nuklearmedizinische Messung der Knochendichte am Oberschenkelhalsknochen. Der »Goldstandard«, also das genaueste Verfahren zur Knochendichtemessung, ist derzeit das sogenannte DXA-Verfahren *(Dual-X-Ray-Absorptiometry)*. Die Kosten für die Untersuchung werden unter bestimmten Voraussetzungen von der Krankenkasse übernommen; fragen Sie Ihren Arzt danach.
- Eine Blutuntersuchung kann Aufschluss über das Verhältnis von knochenabbauenden und -aufbauenden Zellen geben. Sie ist allerdings sehr teuer und wird von den Kassen nicht bezahlt.

? Können auch Zyklusstörungen der Frau, etwa Menstruationsbeschwerden, etwas mit Übersäuerung zu tun haben?

Der Zusammenhang von hormonellen Störungen aller Art mit dem Säure-Basen-Haushalt wurde bislang nur wenig untersucht. Es gibt aber zahlreiche Anwenderbeobachtungen, die belegen, dass insbesondere das prämenstruelle Syndrom (PMS) offensichtlich mit einer Übersäuerung zusammenhängt. Seine Ursachen sind medizinisch gesehen noch unklar; man vermutet aber, dass es durch einen Mangel des Sexualhormons Progesteron ausgelöst wird, dessen Ursachen wiederum noch im Dunkeln liegen.

Das prämenstruelle Syndrom kann sich sehr vielfältig äußern: Kreislaufprobleme, Antriebsschwäche, Spannungsgefühl und Ziehen in den Brüsten, Krämpfe im Unterleib, Neigung zu Wasseransammlung im Körper, Gewichtszunahme, Kopfschmerzen, Migräne, Völlegefühl, Verstopfung, depressive Verstimmungen, Gereiztheit und abrupte Stimmungsumschwünge.

Bereits ein mehrwöchiger Basenüberschuss in der Nahrung verbessert die PMS-Problematik entscheidend.

In all den Jahren, in denen wir in unserer Praxis Menschen beim Basenfasten begleitet haben, konnten wir immer wieder beobachten, dass bereits nach einer Woche Basenfasten – also dem ausschließlichen Verzehr von Basenlieferanten – die durch PMS bedingten Beschwerden zurückgingen. Die Patientinnen, die sich danach auch weiterhin basenbetont ernährten, sind seit Jahren beschwerdefrei.

Inwieweit sich eine basenüberschüssige Ernährung günstig auf andere Zyklusstörungen neben dem prämenstruellen Syndrom auswirkt, darüber gibt es bislang nur einige Erfahrungsberichte, die zeigen, dass ein deutlicher Basenüberschuss in der Nahrung auch einen insgesamt positiven Einfluss auf den Hormonhaushalt hat.

? Ist Endometriose ernährungsabhängig?

Als Endometriose bezeichnet man das Vorkommen von Gebärmutterschleimhaut außerhalb der Gebärmutter, ein Frauenleiden, das mit starken Unterleibsschmerzen einhergeht. Endometriose ist eine Krankheit, die sehr im Zunehmen begriffen ist: In Deutschland leiden etwa zwei bis vier Millionen Frauen darunter. Endometriose wird als Mitursache für Unfruchtbarkeit angesehen; auch diese ist auf dem Vormarsch. Es gilt als wahrscheinlich, dass unsere Lebensweise damit zu tun hat. Frauen, die an Endometriose leiden, haben häufig auch mit Allergien und Störungen der Verdauung zu tun. Man diskutiert einen Zusammenhang mit zu fett- und fleischreicher Kost sowie ballaststoffarmer Ernährung.
Ist also eine Fehlernährung häufige Ursache von Endometriose und Unfruchtbarkeit? Auch wenn dies noch nicht bewiesen ist, so sprechen doch einige Fakten dafür. Versuche haben ergeben, dass bereits das Weglassen einer Fast-Food-Mahlzeit pro Tag zu einer deutlichen Linderung der Endometriosebeschwerden führt! Doch nicht nur Ernährungsumstellung, auch körperliche Bewegung und der Verzicht auf Nikotin haben in Versuchsreihen zu Besserungen geführt. So wie PMS-Beschwerden durch Basenüberschuss in der Nahrung gelindert werden können, ist auch die Endometriose durch mehr Basen günstig zu beeinflussen.

? Wie entsteht eigentlich Cellulite?

Bei Cellulite handelt es sich zunächst um eine Stoffwechselstörung des Bindegewebes, in deren Verlauf es zur Einlagerung von sogenannten Schlacken (→ Seite 37) kommt. Neuere Untersuchungen haben ergeben, dass es sich bei diesen Schlacken um Fetteinlagerungen im Unterhautgewebe handelt. Fett ist immer im Unterhautgewebe enthalten, wird aber im Normalfall ständig ab-

und neu aufgebaut. Bei Stoffwechselstörungen des Bindegewebes werden die Fette nicht schnell genug abgebaut, und es kommt deshalb zu einer Ansammlung alter Fette, die sich im Laufe der Zeit verfestigen. So entstehen die typischen Dellen, Querstreifen und Geweberisse, die das Phänomen Orangenhaut ausmachen.
Viele Erfahrungsheilkundige gehen davon aus, dass die der Cellulite zugrunde liegende Stoffwechselstörung des Bindegewebes in engem Zusammenhang mit chronischer Übersäuerung steht. So sprach Friedrich Sander stets von der Übersäuerung des Bindegewebes. Man untersucht allerdings, ob an der Ausbildung der Querstreifen nicht auch Eiweißablagerungen beteiligt sind.
Die Ausbildung der Cellulite ist verbunden mit Symptomen wie Hautjucken und vermehrter Wasserbindung im Unterhautgewebe sowie Spannungsgefühl. Cellulite führt zur Gewebsschädigung. Auffallend ist, dass Cellulite immer öfter bereits bei jungen Menschen auftritt, und das meist in Verbindung mit Übergewicht. Fast Food, Weißmehlprodukte, Süßigkeiten, viel tierisches Eiweiß, Softdrinks, Bewegungsmangel und immer früher auch Alkohol und Zigaretten: Diese Komponenten legen bei jungen Menschen einen Zusammenhang zwischen Übersäuerung und Cellulite nahe.

? Sind Allergien ein Anzeichen für Übersäuerung?

Der Zusammenhang zwischen Allergien und einem gestörten Säure-Basen-Haushalt ist bislang nicht wissenschaftlich erforscht worden. Es gibt aber zahlreiche Erfolge in der Behandlung allergischer Erkrankungen, die im Rahmen einer Entsäuerungskur zu beobachten waren. So sind Heuschnupfen, Nahrungsmittelallergien und andere Unverträglichkeiten durch eine konsequente Umstellung auf Basenüberschuss in der Nahrung bei zahlreichen Patienten zurückgegangen. In der Erfahrungsmedizin weiß man, dass bei Allergien Stoffwechselstörungen vorliegen, die auch den Säure-Basen-Haushalt beeinflussen, und umgekehrt. Auch ist relativ gesichert, dass der Darm und das darin wirkende Immunsystem bei Allergien und Unverträglichkeitsreaktionen eine Rolle spielen. Bedenkt man, dass eine chronische Übersäuerung auch zu einer Veränderung der Darmflora führt (→ Seite 83) und damit eine Schwächung der Immunabwehr zur Folge hat, dann liegt ein Zusammenspiel zwischen Basenarmut im Körper, die zu einer Basenarmut im Darm führt, und Allergien nahe.

? Hängen Entzündungen, auch solche der Haut, mit Übersäuerung zusammen?

Der Zusammenhang zwischen Übersäuerung und der Entstehung von Entzündungen wurde bislang wenig erforscht. Es gibt einige Krankheitsbilder, die mit Entzündungen einhergehen und die man in manchen Forscherkreisen auf eine Übersäuerung zurückführt. Dazu gehören Schleimhautentzündungen wie Zahnfleisch- und Magenschleimhautentzündung, rheumatische Prozesse, Infekte und entzündliche Hauterkrankungen. Jahrzehntelange Erfahrungen mit basenüberschüssiger Ernährung haben immer wieder verdeutlicht, dass Entzündungen vermehrt auftreten, wenn gleichzeitig ein Basenmangel wegen zu viel Säure in der Nahrung besteht. Auch Akne, selbst dann, wenn sie hormonell bedingt ist, geht bei Basenüberschuss in der Nahrung zurück. Das Hautbild reagiert im Allgemeinen sehr positiv auf basenüberschüssige Ernährung, Hautunreinheiten werden immer positiv beeinflusst. Entsäuerungskuren, bei denen für einige Zeit nur Basenlieferanten verzehrt werden, führen bereits nach wenigen Tagen zu einem deutlich verbesserten Hautbild.

Der Säure-Basen-Haushalt in verschiedenen Lebensphasen

? Wie verändert sich der Säure-Basen-Haushalt mit steigendem Lebensalter?

Insgesamt gibt es noch wenig abgesicherte Erkenntnisse über Veränderungen des Säure-Basen-Haushalts in verschiedenen Lebensphasen. Einige Befunde liegen jedoch bereits vor: Bei Frühgeborenen wurde beobachtet, dass eine hohe ernährungsbedingte Säurebelastung zu einer Wachstumsverzögerung führen kann. Bei älteren Menschen können die Nieren häufig nicht mehr im gleichen Maße Säuren ausscheiden wie bei jüngeren. Im Laufe des Lebens kommt es also zu einer fortschreitenden Funktionseinschränkung der Nieren. Dies ist auch ein Grund für die Entwicklung der Osteoporose im höheren Lebensalter. Umso wichtiger wird die ausreichende Zufuhr basenüberschüssiger Nahrung. Aus Ragnar Bergs Untersuchungen geht hervor, dass mit zunehmendem Alter der Chlorgehalt des Gewebes ansteigt. Berg nahm an, dass Chlorid, an basische Proteine gebunden, im Gewebe abgelagert wird. Dies sei einer der Gründe für das Altern des menschlichen Organismus überhaupt.

? Welchen Einfluss hat basenüberschüssige oder säureüberschüssige Ernährung auf die Gesundheit Heranwachsender?

Es gibt bislang wenige Studien, die die Gesundheit Heranwachsender in Bezug auf die Säure-Basen-Bilanz in der Nahrung dargestellt haben. 2004 hat man den Zusammenhang zwischen Knochendichte und Obstverzehr bei zwölfjährigen Mädchen untersucht. Die Mädchen, die viel Obst verzehrten, wiesen eine deutlich höhere Knochendichte auf als diejenigen, die nur wenig Obst aßen. Man erklärt sich das mit dem hohen Gehalt an basischen Mineralstoffen von Obst, denn es gibt auch andere Untersuchungen, die den Zusammenhang zwischen Basenüberschuss in der Ernährung und höherer Knochendichte belegen. Im Speiseplan von Kindern und Jugendlichen ist ein größerer Anteil an Obst, Salat und Gemüse nicht nur sinnvoll im Hinblick auf die Regulierung des Körpergewichts, sondern auch für gesundes Wachstum und Knochenstabilität.

? Kann ich mir die Wechseljahre mit basischer Ernährung leichter machen?

In den Wechseljahren, einem Zeitraum, der sich auf gut zehn Jahre erstreckt, fühlen sich sehr viele Frauen mehr als unwohl. Der Stoffwechsel wird träger, der Zeiger der Waage klettert beständig nach oben, die Haut wird trockener und faltiger, die Stimmung schwankt und mit ihr die Leistungsfähigkeit und der Schlaf – um nur einige der Beschwerden zu nennen. Zahlreiche Frauen klagen während dieser Zeit auch über Müdigkeit und Antriebslosigkeit. Und nicht zuletzt: Die Gefahr, an Osteoporose zu erkranken, steigt.
Der Osteoporose kann durch Basenüberschuss in der Nahrung und durch tägliche Bewegung vorgebeugt werden (→ Seite 218 ff.). Ein Basenüberschuss in der Nahrung wirkt sich auch günstig auf alle Wechseljahresbeschwerden aus. Besonders die Folgen des langsamer werdenden Stoffwechsels sind durch genügend Basen in der Nahrung in Schach zu halten. So ist Gewichtszunahme während der Wechseljahre kein unabwendbares Los. Das einfache Rezept: Die Basenlieferanten verdreifachen und Eiweiße und andere Säurebildner reduzieren. Dazu doppelt so viel Bewegung wie vor den Wechseljahren, und das Leben wird wieder leichter. Eine bis zwei Wochen Basenfasten helfen, den Stoffwechsel während der Wechseljahre zu stärken und ihn mit Mineralien anzukurbeln.

Allgemeines zu Ernährung und Säure-Basen-Haushalt

Dass die Ernährung sich auf den Säure-Basen-Haushalt auswirkt, ist unbestritten. Wie starken Einfluss sie hat, wird seit rund hundert Jahren diskutiert, aber leider viel zu wenig systematisch erforscht. Eigentlich ist dies verwunderlich, denn es ist längst wissenschaftlich belegt, dass ein Mangel an bestimmten Nährstoffen zu Krankheiten führt und dass man Nährstoffe optimal mit frischer Nahrung aufnimmt. Der Säure-Basen-Haushalt erfüllt im Organismus lebenswichtige Funktionen und ist, wie auch die Organe, auf die Zufuhr von Vitalstoffen angewiesen. Er kann durch seine vielfältigen Regulierungsmechanismen Ernährungssünden ausgleichen. Doch irgendwann stößt er an seine Grenzen; irgendwann sind seine Puffersysteme erschöpft. In den westlichen Industrieländern stellt sich das Problem, dass die übliche Ernährung mit »Zivilisationskost« unverhältnismäßig viele Säurebildner enthält und damit über kurz oder lang die Pufferreserven erschöpft.
Praktische Erfahrungen mit Patienten zeigen, dass jahrelange säureüberschüssige Ernährung sich immer nachteilig auf die Gesundheit auswirkt; in welchem Ausmaß, das hängt von der körperlichen und seelischen Veranlagung und Verfassung des Menschen ab und davon, wie weit er durch seinen Lebensstil, insbesondere sportliche Betätigung, die Ernährungsfehler ausgleicht. Anhand der Urin-pH-Verlaufskontrolle (→ Seite 52 ff.) können Sie sich auch selbst ein Bild davon machen, wie es nach einer rein basischen Mahlzeit zu einer entsprechend hohen Basenflut kommt und wie nach einigen Stunden, wenn Sie wieder hungrig werden, eine Säureflut einsetzt.

Ernährung einst und heute

? Wie war die Säure-Basen-Wertigkeit in der Ernährung unserer Vorfahren?

Mit computergestützten Methoden haben Wissenschaftler untersucht, wie unsere Vorfahren sich ernährt haben – in der Zeit der Jäger und Sammler, als es noch keine Landwirtschaft gab. Die Ergebnisse sind frappierend: 87 Prozent aller untersuchten frühzeitlichen Ernährungsformen waren basenüberschüssig! Die Geschichte zeichnet also einen Wandel von einst basenüberschüssiger Ernährung zu der säureüberschüssigen Ernährung in unserer heutigen Zeit. Die wild wachsenden, stark basenbildenden pflanzlichen Lebensmittel unserer frühen Vorfahren wurden ab der Jungsteinzeit verdrängt und durch Getreide und nährstoffarme Lebensmittel mit hoher Kaloriendichte ersetzt. Unsere genetische Ausstattung, die sich ja über Jahrmillionen entwickelt hat, ist aber auf eine basenüberschüssige Ernährung ausgelegt und nicht auf eine säureüberschüssige.

? Machen Ärzte schon seit Längerem Erfahrungen mit basischer Ernährung?

Anfang des 20. Jahrhunderts wurde alkalisierende (basenbildende) Kost nicht nur von naturheilkundlichen Ärzten therapeutisch und vorbeugend angewandt; auch Schulmediziner verordneten sie bei Stoffwechselerkrankungen, Bluthochdruck, chronischen Nierenkrankheiten, Magen- und Zwölffingerdarmgeschwüren sowie Hyperazidität (Übersäuerung) des Magens – oft mit überragendem Erfolg. So wurde bei Nierenbeckenentzündungen der Erreger in vielen Fällen durch eine »Schaukeldiät« beseitigt: säuernde und alkalisierende Kost alle drei Tage abwechselnd. Bei Diabetes konnten die Insulingaben reduziert werden; die Schwankungen des Blutzuckerspiegels im Tageslauf verringerten sich, und insbesondere nahm die Gefahr einer Unterzuckerung (Hypoglykämie) ab. Die Alkalisierung wirkte zudem entwässernd: Ödeme bei Nieren- und Herzpatienten wurden ausgeschwemmt und bildeten sich dank Rohkost und zusätzlicher Basenpräparate nicht erneut.

? Gab es schon früher für den Hausgebrauch Regeln zur gesunden Ernährung?

Bereits 1922 stellten die amerikanischen Wissenschaftler Sherman und Smith eine Formel auf, mit der sie die amerikanischen Hausfrauen dazu bringen wollten, für ihre Familien mehr Obst und Gemüse einzukaufen. Sie lautete: »Gib mindestens ebenso viel für Gemüse, Früchte und Milch aus wie für Fleisch, Cerealien (Getreide) und Süßigkeiten.« Diese Formel war angepasst an die damaligen Preisverhältnisse in den USA. Dabei ist zu berücksichtigen, dass die Milch damals noch nicht wie heute in einen denaturierten Zustand versetzt wurde. Das heißt, man trank viel mehr unpasteurisierte Milch, die leicht basenbildend wirkt. Ragnar Berg veränderte die amerikanische Faustregel im Sinne der deutschen Verhältnisse, erweiterte sie und bezog sich auf Mengen statt auf Kosten: »Man esse fünf- bis siebenmal so viel Kartoffeln, Wurzeln, Gemüse und Früchte wie alle anderen Nahrungsmittel zusammen, esse einen Teil dieser Vegetabilien täglich roh und verzehre nicht mehr als höchstens einen halben Liter Milch täglich.«
In den letzten Jahren gab es die »Fünf-am-Tag«-Kampagne – die Empfehlung, jeden Tag fünf faustgroße Portionen Obst und/oder Gemüse zu verzehren. Vor allem in der Krebsforschung hat sich gezeigt, dass viel Obst und Gemüse in der Ernährung einen Schutz vor Krebserkrankungen darstellen. Die Vorteile einer an Obst und Gemüse reichen Ernährung liegen also auf der Hand.

? Wie wirkten sich die beiden Weltkriege auf die Ernährung in Deutschland aus?

Sowohl nach dem Ersten als auch nach dem Zweiten Weltkrieg war das Nahrungsangebot in den Städten sehr schlecht; auf dem Land mussten die wenigsten hungern. Ein Großteil der Bevölkerung war unterernährt und entsprechend krankheitsanfällig. Wer etwas zu essen bekam, aß es möglichst gleich auf, da man ja nicht wusste, wann man wieder etwas bekam. Bei den wertvollen und verderblichen Gütern Fleisch, Wurst oder Käse galt dies umso mehr. Uns allen sitzt noch der Satz »Essen wirft man nicht weg!« tief im Unterbewusstsein.

Doch schon wenige Jahre nach den Kriegen ging es den Menschen in Deutschland wirtschaftlich wieder besser, und sie hatten regelmäßig Fleisch und Wurst auf dem Speiseplan. Ab den 1950er-Jahren kam mit dem Wirtschaftswunder der allgemeine materielle Wohlstand und mit ihm die »Fresswelle«: Die meisten Menschen konnten sich nun eine reich gedeckte Tafel leisten – nicht nur an Feiertagen. So wurde über Jahrzehnte hinweg bedenkenlos vor allem »reichhaltig« gegessen. Die Nahrungsmittelindustrie entzückte die moderne Hausfrau mit immer neuen, raffinierten Fertigprodukten, die ihr die Arbeit erleichtern sollten. Menge und Genuss standen im Vordergrund. Die negativen Auswirkungen – Zunahme der Stoffwechselerkrankungen und des Körpergewichts – wurden erst in jüngerer Zeit erkannt.

Heute muss in Mitteleuropa kaum jemand hungern, doch sind längst nicht alle »satten« Menschen mit allen notwendigen Vitalstoffen versorgt. Die industrielle Verarbeitung von Lebensmitteln und die einseitige Ausnutzung der Böden hat uns volle Teller mit wenig an Nährstoffen beschert. Wir »hungern« sozusagen vor vollen Tellern. Eine ausgewogene Vollwertkost mit viel Gemüse, Obst, Kräutern und anderen frischen Zutaten kann diesen Mangel beheben und seinen Folgen vorbeugen.

? Welche Reformbewegungen gab es in Deutschland?

Zu Ende des 19. Jahrhunderts war die Naturheilkunde von populären Laien wie Vincenz Prießnitz, Sebastian Kneipp und anderen geprägt. Im Gegensatz dazu wurde die Ernährungsreformbewegung von Naturwissenschaftlern und Ärzten wie Maximilian Bircher-Benner und Ragnar Berg (→ Seite 102 f.) vertreten. Beide legten großen Wert auf die streng naturwissenschaftliche Begründung der Ernährungstherapie. Schon damals gingen die Ansichten über gesunde Ernährung weit auseinander. Einige Vertreter der Lebensreformbewegung engagierten sich dafür, die Gegensätze zwischen Schulmedizin und Naturheilkunde zu überbrücken. Anfang des 20. Jahrhunderts wurden sogar einige Lehrstühle für Naturheilkunde an deutschen Universitäten errichtet.

Im Grunde geht die heutige wissenschaftliche Denkweise auf den Arzt Rudolf Virchow zurück, der die Zelle in den Vordergrund stellte und das darumliegende Bindegewebe ignorierte, dessen Beschaffenheit für den Stoffwechsel entscheidend ist. Zur Ernährung äußerte er sich 1868: »Eine streng wissenschaftliche Diätetik ist bis jetzt noch unmöglich.« Dies wurde offenbar von Ärzten als Verbot verstanden – mit der Folge, dass Laien sich um die Ernährung kümmerten. So führte etwa der Fuhrmann Johannes Schroth seine Schroth-Kur in die Naturheilkunde ein. Eine »Ernährungsreform« der anderen Art setzte Mitte des 19. Jahrhunderts ein: die beginnende industrielle Verarbeitung und Konservierung von Lebensmitteln sowie die starke Ausweitung von Tierhaltung und Fleischkonsum.

Die oben beschriebene Ernährungsreformbewegung zerfiel in den 1920er-Jahren in vier Hauptrichtungen: den Vegetarismus, die Rohkostbewegung, die Nährsalzbewegung sowie die basenüberschüssige Ernährung mit ihrem Hauptvertreter Ragnar Berg.

Ausgewogene Ernährung

? Muss ich weniger Angst vor Vitamin- und Mineralienmangel haben, wenn ich mich basenhaltiger ernähre?

Viele unserer Patienten sind in Sorge, einen Mangel an Vitalstoffen zu haben, also an Vitaminen, Mineralien oder bioaktiven Stoffen. Dieses Thema ist seit einigen Jahren Mode geworden. Interessanterweise denken die wenigsten darüber nach, ihre Vitalstoffe aus natürlicher Nahrung zu beziehen. Der Griff zu den vielen Nahrungsergänzungsmitteln, die es in jedem Drogeriemarkt gibt, scheint den meisten Menschen attraktiver. Basenüberschüssige Nahrung ist jedoch preiswerter und schmeckt viel besser. Das Zauberwort heißt Ausgewogenheit.
Wer sich abwechslungsreich mit basenüberschüssiger Frischkost ernährt, also täglich Obst und Gemüse, frische Kräuter und frische Keimlinge zu sich nimmt, muss sich vor Vitalstoffmangel nicht fürchten. Dies gilt insbesondere dann, wenn die Lebensmittel aus biologischem Anbau und möglichst aus der Region stammen, also keine langen Transportwege hinter sich haben.

? Muss ich einen Verlust von Muskelmasse befürchten, wenn ich mich basenüberschüssig ernähre?

Eine abwechslungsreiche, basenüberschüssige Ernährung verhindert sowohl Eiweißüberschuss als auch Eiweißmangel. Eiweiß wirkt muskelaufbauend, und die Angst vor einem Mangel ist mit der Angst vor dem Verlust körperlicher Kräfte eng verbunden. Um sich von dieser Angst zu lösen, muss man sich einmal Folgendes vor Augen halten: Wir leben in einem Land, in dem wir an jeder Ecke eine eiweißhaltige Mahlzeit erwerben können und auf Speisekarten kaum ein eiweißarmes Gericht finden.

Statistisch gesehen verzehren Bundesbürger im Durchschnitt doppelt so viel Eiweiß, wie ihr Körper braucht und verwerten kann. Das überschüssige Eiweiß wird, im Gegensatz zur weitverbreiteten Meinung vieler Wissenschaftler, gespeichert, belastet den Organismus und kann die Stoffwechselvorgänge stören. Es gibt auch einige Eiweißspeicherkrankheiten. Die Angst vor Eiweißüberschuss hätte daher mehr Berechtigung als die Angst vor Eiweißmangel. Eine bis drei Wochen völliger Verzicht auf tierische Eiweiße wie beim Fasten und Basenfasten (→ Seite 199 ff.) entlastet den Körper enorm und sorgt für einen Abbau des Eiweißüberschusses. Wer nicht untergewichtig ist, muss dabei keine Angst vor einem Abbau von Muskelmasse haben: Die meisten Menschen haben genügend Eiweißreserven im Körper.

? Enthalten pflanzliche Nahrungsmittel nicht insgesamt zu wenig Eiweiß?

Das meiste Eiweiß nehmen wir in Form von tierischem Eiweiß zu uns: Fleisch, Fisch, Eier, Milchprodukte – alles Säurebildner. Pflanzliche Lebensmittel enthalten weniger, aber sehr hochwertige, im Körper basisch wirkende Eiweiße: Sie bieten Qualität vor Quantität. Umgekehrt ist es bei Fleisch, Fisch, Milch oder Eiern, die meist zudem aus Massentierhaltung stammen. Sie bilden im Körper viel Säure – ganz abgesehen davon, dass sie oft Medikamentenrückstände und andere Schadstoffe enthalten. Es ist mehr als fragwürdig, wenn etwa behauptet wird, dass Geflügel gut für Schwangere sei, weil es viel Zink enthält. Auch Sesam enthält beispielsweise viel Zink, liefert Basen – und sein Anbau verbraucht sehr viel weniger Rohstoffe als die Aufzucht eines zudem gequälten Huhns. Bei einer basenüberschüssigen Kost sinkt übrigens der tägliche Eiweißbedarf, da das Eiweiß zusammen mit basischen Lebensmitteln besser verwertet wird.

TIPP

Wie viel Eiweiß braucht der Mensch?

- Ein Erwachsener sollte täglich 30–60 g Eiweiß zu sich nehmen. So viel ist bereits in einer Portion Fleisch oder Fisch von 150–200 g enthalten. Frauen benötigen etwas weniger Eiweiß als Männer.
- Die übliche Eiweißzufuhr in den westlichen Industrieländern liegt bei 80–150 g pro Tag. Positive Effekte des erhöhten Eiweißkonsums wurden bislang nicht gefunden, negative jedoch sehr wohl: Langfristige Folgen sind latente Übersäuerung des Bindegewebes und Stoffwechselstörungen.
- Im Rahmen einer ausgewogenen Ernährung ist nichts gegen maßvollen Genuss von tierischem Eiweiß zu sagen; achten Sie aber auf Qualität und die Herkunft aus biologischer Landwirtschaft.
- Basenüberschüssige Kost senkt zudem den Eiweißbedarf, da der Organismus Eiweiß zusammen mit basischen Lebensmitteln besser verwerten kann.

? Wie bekomme ich genügend Eiweiß?

Wer sich gesund und basenüberschüssig ernähren will, muss nicht auf Eiweiß verzichten. Zu einer ausgewogenen Kost gehört auch Eiweiß. Genießen Sie maßvoll tierische Eiweißlieferanten in hoher Qualität und ergänzen Sie sie durch viele basenüberschüssige Lebensmittel, die hochwertiges Eiweiß enthalten (→ Seite 100). Unsere Beobachtungen zeigen, dass tierisches Eiweiß besser verwertet werden kann, wenn zugleich viele Basenbildner gegessen werden, also Obst und Gemüse. Wenn Sie also mittags ein feines Putenschnitzel genießen wollen, essen Sie davor einen Rohkostsalat und zum Schnitzel eine große Portion Saisongemüse. So wird Ihre Mahlzeit insgesamt deutlich basisch und liefert genug Eiweiß.

? Woher weiß man, wie Lebensmittel auf den Säure-Basen-Haushalt wirken?

Vor rund hundert Jahren begannen Ernährungsforscher sich mit der Nahrung hinsichtlich ihrer Säure- und Basenwirkung zu beschäftigen. Die wissenschaftliche Medizin entdeckte gerade die Bedeutung der Mineralstoffe. 1912 wurden die Vitamine entdeckt. Man erforschte, welche Nahrungsmittel welche Vitalstoffe enthalten. Einige Forscher fragten sich auch, welche Auswirkungen der Säure- und Basengehalt der Nahrung auf Gesundheit und Krankheitsentstehung hat. Allein die Experimente, Untersuchungen und Selbstversuche von Ragnar Berg belegen vielfach, dass eine basenreiche Kost gesunderhaltend wirkt.
Nach Bergs Tod interessierten sich die Forscher lange nicht mehr für das Thema. Erst die Professoren Thomas Remer, Friedrich Manz und Jürgen Vormann belebten es in jüngerer Zeit mit neuen Forschungen und sammelten weltweit Studien zu den Auswirkungen säure- oder basenüberschüssiger Kost.

INFO

Ragnar Berg – Begründer der basenüberschüssigen Kost
Carl Gustav Ragnar Berg wurde am 1. September 1873 in Göteborg geboren und starb am 31. März 1956 im deutschen Borstel. Von Beruf Chemiker, kam er 1896 nach Deutschland, um hier zu arbeiten und zu forschen. Er kehrte erst 1945 nach Schweden zurück.
Als Wissenschaftler arbeitete er in seinen Labors mit außerordentlicher Gründlichkeit, und zwar täglich zwischen 11 und 16 Stunden. Ein wesentlicher Teil seiner Erkenntnisse stammt aus monatelangen, akribisch durchgeführten Selbstversuchen. Seine Untersuchungen waren ungewöhnlich breit und tief; nicht viele Institute seiner Zeit konnten sich damit messen.

(Fortsetzung)

Der sympathische, kämpferische Forscher trug viel zur Aufwertung der Kartoffel als Grundnahrungsmittel in Deutschland bei; er selbst soll täglich zwei Kartoffelmahlzeiten genossen haben. Berg betonte immer die Wichtigkeit einer vielseitigen und ausgewogenen Ernährung.
1911 entwickelte er seine »Basentheorie«: Er war nach vielen Forschungen zu der Erkenntnis gelangt, dass alle Nährstoffe nur dann optimal ausgenutzt werden können, wenn gleichzeitig ein Basenüberschuss zugeführt wird. Er empfahl daher, mit der täglichen Nahrung fünfmal mehr Basen als Säuren zu sich zu nehmen – viel Obst und Gemüse, dazu als Hauptkohlenhydratlieferant Kartoffeln – und den Verzehr von Fleisch, Eiern, Getreide und Hülsenfrüchten einzuschränken. Er selbst war kein Vegetarier und sagte, dass sowohl Mischkost als auch vegetarische Kost Basenüberschuss aufweisen könne.
Ragnar Berg wurde oft missverstanden, indem man ihm unterstellte, er empfehle eine drastische Einschränkung der Eiweißzufuhr. Im Zentrum seiner Empfehlungen stand aber der Basenüberschuss in der Nahrung, denn er ging davon aus, dass Eiweiße besser abgebaut werden, wenn die übrige Nahrung basenüberschüssig ist. Er warnte sogar vor einer »Säureangst«: Die Ernährung solle lediglich im Durchschnitt einen Basenüberschuss aufweisen, aber dieser brauche nicht in jeder Mahlzeit, nicht einmal an jedem Tag erreicht zu werden. In der Regel sollten aber tierische Produkte, Getreideprodukte und Hülsenfrüchte nur Beilagen sein.
Die basenüberschüssige Kost wurde in Deutschland ab etwa 1920 populär. Hierzu wurden die 1913 erstellten Tabellen von Ragnar Berg von Laien und Ärzten fleißig genutzt. Obwohl sich manche Anschauungen Bergs als nicht haltbar erwiesen haben, ist sein Ansatz der basenüberschüssigen Kost mittlerweile bestätigt worden.

Warum ist Eiweiß so säurebildend?

Eiweiße enthalten Aminosäuren. Beim Eiweißabbau entstehen Sulfate (Salze der Schwefelsäure) und Phosphate (Salze der Phosphorsäure), die sauer verstoffwechselt werden. Die Eiweiße werden im Magen durch Salzsäure denaturiert, also für die Verdauungsenzyme vorverdaut, bevor sie im Zwölffingerdarm abgebaut werden. Salzsäure wird in der erforderlichen Menge aus Natriumchlorid (Kochsalz), Wasser und Kohlendioxid gebildet. Die Eiweißverdauung erfordert viel Salzsäure, und deshalb entsteht im Blut eine Basenflut. Denn: Im gleichen Maße, wie nun Salzsäure entsteht, entsteht auch ein basisches Salz: Natriumbikarbonat (→ Seite 21 f.). Je mehr Eiweiß konsumiert wird, desto mehr Salzsäure muss bereitgestellt werden, und entsprechend größer wird die Menge der Basen (Bikarbonat), die im Blut zirkulieren. Bei hohem Basenspiegel im Blut geht aber ein Teil der Basen – hier des Bikarbonats – durch die Nieren verloren, die den pH-Wert des Bluts regulieren. Damit verliert der Organismus Basen. Eiweiß regt nicht nur die Säurebildung an, sondern kostet zusätzlich regulierende körpereigene Basen. Und Basenverlust ist vielen Forschern zufolge das Hauptproblem der Übersäuerung.

INFO

Andere Länder, andere Ernährung

Die Inuit in der Arktis verzehren mehr tierisches Eiweiß als jedes andere Volk der Welt. Gleichzeitig nehmen sie bis zu 2000 mg Kalzium pro Tag zu sich. Dennoch haben sie eine der höchsten Osteoporoseraten (→ Seite 84 ff.) der Welt! Frauen des afrikanischen Bantuvolkes dagegen essen nur rund 350 mg Kalzium am Tag, aber sehr wenig Eiweiß. Sie brechen sich fast nie einen Knochen und werden auch im hohen Alter nicht von Osteoporose geplagt.

Lebensmittel – sauer oder basisch?

? Warum wirken in erster Linie Obst und Gemüse basenbildend?

Der Mineraliengehalt vor allem an Kalium, Kalzium, Natrium und Magnesium, aber auch an Eisen bestimmt im Wesentlichen die basische Wirkung. Da Obst und Gemüse nur wenig sauer reagierendes Eiweiß enthalten, kommt die basenbildende Wirkung der Mineralstoffe voll zum Tragen. Frisches Obst und Gemüse wirken fast immer basenbildend. Obst, Gemüse, viele Samen- und einige Nusssorten, frische Kräuter und vor allem frische Keimlinge füllen die Basendepots und sorgen so für einen gesunden Stoffwechsel. Es gibt davon nur wenige Ausnahmen wie Spargel, Rosenkohl und Artischocken.

? Man liest, dass der Mineralstoffgehalt in Obst und Gemüse zurückgeht. Wirken sie deshalb weniger basenbildend?

Lebensmittelchemische Untersuchungen ergeben in der Tat einen schwindenden Mineralstoff- und Vitamingehalt pflanzlicher Lebensmittel. Da die Mineralstoffe für die basische Wirkung ausschlaggebend sind, wirkt sich das auf die Säure-Basen-Wirkung der Nahrung aus. Grund für den Mineralstoffrückgang ist die Monokultur, also die einseitige Ausbeutung des Bodens. Doch Tabletten & Co. können frisches Obst und Gemüse nicht ersetzen: Die von der Natur perfekt zusammengesetzte Gesamtheit an Vitaminen, Mineralstoffen und bioaktiven Substanzen in pflanzlichen Nahrungsmitteln ist chemisch nicht kopierbar. Es ist nachgewiesen, dass der Vitalstoffgehalt bei Obst und Gemüse aus biologischem Anbau deutlich höher ist. Optimal ist es, wenn Sie Obst und Gemüse aus Ihrer Region kaufen, vorzugsweise aus biologischem Anbau und morgens frisch vom Markt.

? Was versteht man eigentlich unter Zivilisationskost?

Als Zivilisationskost bezeichnet man die Ernährung eines Durchschnittsmenschen in den Industrieländern. Im Supermarkt wird deutlich, was das bedeutet: schier endlose Regale mit Konserven, mit Gebäck und Süßigkeiten, Milchprodukten, Fleisch und Wurst, mit Alkohol und Softgetränken – alles zum Großteil stark industriell verarbeitet mittels Konservierung, Stabilisierung, Aromatisierung und künstlicher Geschmacksverstärkung. Die Verarbeitung zerstört oder verändert Vitalstoffe wie Vitamine, Mineralstoffe und bioaktive Stoffe. Auch das Obst- und Gemüseangebot im Supermarkt entspricht leider diesem Bild: verschwindend geringe Auswahl und selten wirklich frische Ware.
Welche gesundheitlichen Langzeitfolgen die Zivilisationskost mit sich bringt, ist noch gar nicht abzusehen. Sie zeichnen sich jedoch bereits ab in der stetigen Zunahme von Stoffwechsel-, Haut- und Gelenkskrankheiten, in Herz-Kreislauf- und Gefäßerkrankungen, chronischen Schmerzen und nicht zuletzt darin, dass jeder zweite deutsche Bundesbürger übergewichtig ist.

? Macht Zivilisationskost sauer?

Im Mittelpunkt der Zivilisationskost stehen Weißmehlprodukte, Sahnesaucen, Fleisch, Wurst, Fisch, Käse und Zucker – alles Säurebildner. Obst und Gemüse nehmen in Fertigprodukten einen verschwindend geringen Raum ein und werden dafür außerdem fast immer so stark verkocht und verarbeitet, dass seine basenbildenden Eigenschaften weitgehend verloren gehen. Es fehlen die Vielfalt, Ausgewogenheit und Frische. Industriell verarbeitete Lebensmittel enthalten zu wenige basische Mineralien, Vitamine und sonstige Nährstoffe und tragen damit zur Übersäuerung des Organismus bei.

? Sind Vegetarier weniger übersäuert?

Viele Menschen sind der Ansicht, dass vegetarische Ernährung in jedem Fall gesünder ist und weniger säurebildend wirkt. Zu unterscheiden ist hier zunächst die vegetarische von der veganen Ernährung. Wer sich vegetarisch ernährt, verzichtet auf Fleisch und Fisch, nicht aber auf Milchprodukte und Eier. Als Ersatz für Fleisch essen daher viele Vegetarier vermehrt Milchprodukte und Eier, die Säure bilden. Wer sich vegan ernährt, verzichtet zwar auf alle tierischen Eiweiße und oft auch auf Honig, erhöht dann aber meist den Anteil an Getreide, das ebenfalls säurebildend wirkt.

Da die meisten Vegetarier und Veganer sich bewusster ernähren und vermehrt Vollkornprodukte verwenden, ist ihre Ernährung in der Regel insgesamt gesünder. Wenn sie allerdings besonders viel an Milchprodukten, Vollkornprodukten oder oft auch Tofu (aus Sojabohnen, → Seite 165) verzehren, können sie trotzdem übersäuert sein. Das gilt auch und vor allem für die sogenannten »Puddingvegetarier«, die zwar kein Fleisch verzehren, dafür aber jede Menge Süßigkeiten. Sie leben sogar meist säurelastiger und ungesünder als Menschen, die viel Obst und Gemüse und dazu maßvolle Mengen Fleisch und Fisch verzehren.

? Ist pflanzliche Kost aus biologischem Anbau stärker basenbildend als solche aus konventionellem Anbau?

Pflanzliche Kost aus kontrolliert biologischem Anbau ist nachweislich basenreicher als Ware aus konventionellem Anbau, da sie anteilig mehr Mineralstoffe enthält. Ganz optimal ist der Vitalstoffanteil und damit auch der Anteil basischer Mineralien bei Lebensmitteln aus dem sogenannten biologisch-dynamischen Anbau. Bei dieser Anbauweise verzichtet man nicht nur auf

Pflanzenschutzmittel und Kunstdünger aller Art, sondern es werden auch Mischkulturen angelegt, die eine naturgemäßere Nutzung des Bodens mit sich bringen. So werden die Böden nicht einseitig ausgelaugt. Durch Berücksichtigung zeitlicher Rhythmen wie der Mondphasen und Tageszeiten wird die Qualität der Pflanzen auf natürliche Weise optimiert. Dies ermöglicht eine langfristig gesunde Landwirtschaft mit vitalstoffreichen Lebensmitteln, welche die Qualität ihrer Produkte ins Zentrum stellt. Wenn Sie auf einen hohen Vitalstoffgehalt in Ihren Nahrungsmitteln Wert legen, sollten bevorzugt frische pflanzliche Lebensmittel aus kontrolliert biologischem oder noch besser aus biologisch-dynamischem Anbau auf Ihrem Einkaufszettel stehen.

? Sind auch Säurebildner aus biologischem Anbau weniger belastend?

Grundsätzlich gilt: Ein Säurebildner ist und bleibt ein Säurebildner, ob er biologischer Herkunft ist oder nicht. Biofleisch zum Beispiel enthält so viel säurebildendes Eiweiß wie Fleisch aus konventioneller Landwirtschaft. Ähnliches gilt für Getreide, Milch und Eier.
Allerdings gibt es entscheidende qualitative Unterschiede zwischen Bio- und konventionellen Lebensmitteln, die sowohl Säure- als auch Basenbildner betreffen. Lebensmittel, die aus biologischer Landwirtschaft stammen, enthalten nachweislich mehr Vitalstoffe und damit auch mehr Mineralien als Lebensmittel aus konventionellem Anbau bzw. aus Massentierhaltung. Der Gehalt an Mineralstoffen ist zu einem sehr großen Teil verantwortlich für die basische oder saure Wirkung. Für die basische Wirkung sind vor allem Kalium, Magnesium und Kalzium von Bedeutung. Biolebensmittel, die diese Mineralien in höherem Maße enthalten, sind daher immer etwas basenhaltiger, also weniger säurebildend.

Bestimmung der Säure-Basen-Wirkung

? Wie kann man bestimmen, ob ein Lebensmittel Säuren oder Basen bildet?

Für die Säure- oder Basenwirkung eines Lebensmittels ist die Bilanz von Säuren und Basen nach ihrer Verstoffwechslung im Körper entscheidend. Die Differenz der basenbildenden und der säurebildenden Inhaltsstoffe eines Lebensmittels bestimmt, ob es ein Säure- oder ein Basenbildner ist. Das klingt einfach. In der Praxis kann man jedoch nie wirklich alle Inhaltsstoffe eines Nahrungsmittels bewerten – unter anderem weil man oft gar nicht alle einzelnen Inhaltsstoffe bzw. ihre Wirkung kennt. Man hat sich auf einige Stoffe wie Kalium, Magnesium, Kalzium und andere beschränkt, um die Berechnung überschaubar zu halten. So werden viele Faktoren, die für die Wirkung des Lebensmittels auf den Organismus ausschlaggebend sind, nicht berücksichtigt (→ Kaffee, Seite 173 ff.). Die beschriebene vereinfachte Bilanzrechnung liefert von Ausnahmen abgesehen dennoch gute Anhaltspunkte.

? Sagt der pH-Wert eines Nahrungsmittels aus, ob es sauer oder basisch wirkt?

So einfach ist es nicht; sonst hätten wir längst einheitliche Säure-Basen-Tabellen. Entscheidend für die Wirkung ist, was der Stoffwechsel mit einem Nahrungsmittel macht und wie er es abbaut. Das Problem dabei ist, dass manche Stoffwechselwege von Nahrungsmitteln, vor allem ihr Zusammenwirken mit anderen Stoffwechselvorgängen, noch nicht im Detail erforscht sind. Immer wieder präsentieren Studien neue Erkenntnisse darüber, wie komplex unser Stoffwechsel ist. Dank der Forschungen Ragnar Bergs und der Professoren Remer, Manz und Vormann sind wir heute schon ein ganzes Stück weiter.

Gibt es auch neutrale Lebensmittel?

Als neutral bezeichnet man Lebensmittel, die den Säure-Basen-Haushalt nicht beeinflussen, also weder säuernd noch basenbildend wirken. Sie sind im Rahmen von Entsäuerungskuren erlaubt. Als neutral gelten alle kalt gepressten Pflanzenöle, auch in gerösteter Form.

Was macht ein Lebensmittel zu einem Basenlieferanten?

Lebensmittel, die über einen hohen Anteil an basischen Mineralstoffen wie Kalium, Magnesium und Kalzium und deren organische Salze wie Malate und Fumarate verfügen und nur einen geringen Eiweißanteil aufweisen, werden im Körper basisch verstoffwechselt. Obst und Gemüse sowie frische Keimlinge sind die Nahrungsmittel, auf die diese Eigenschaften im Wesentlichen zutreffen, weshalb die meisten Obst- und Gemüsesorten Basenbildner sind.

Kann etwas, das sauer schmeckt, im Körper trotzdem basisch wirken?

Was sauer schmeckt, muss im Körper nicht unbedingt sauer reagieren. Ein gutes Beispiel ist die Zitronensäure, die in Zitrusfrüchten und anderen sauer schmeckenden Obstsorten enthalten ist. Sie schmeckt in der Frucht sehr sauer, ist aber chemisch gesehen nur eine schwache Säure. Sie wird, wie andere Fruchtsäuren auch, im Stoffwechsel in den sogenannten Zitronensäurezyklus eingeschleust und zu Kohlendioxid abgebaut. Das Kohlendioxid kann dann durch die Lungen abgeatmet werden. Zurück bleiben Basen, die nicht abgeatmet werden und so dem Körper zur Verfügung stehen. Saure Zitrusfrüchte sind daher bei normaler Stoffwechselleistung keine Säurebelastung.

? Bedeutet ein hoher Basenanteil immer, dass ein Lebensmittel basisch wirkt?

Für die basische Wirkung der Nahrung werden vor allem Kalium – und hier vor allem die organischen Kaliumsalze wie Kaliumzitrat –, aber auch Natrium, Kalzium und Magnesium verantwortlich gemacht. Die meisten Säure-Basen-Tabellen beziehen sich auf diese Mineralstoffe, erstellen eine Bilanz der Mengenanteile von Natrium, Kalium, Kalzium und Magnesium und bestimmen damit den Basenanteil des entsprechenden Nahrungsmittels. Auch Eisen gehört zu den Mineralien, die für eine basische Wirkung sorgen. Doch auch wenn basische Mineralien vorhanden sind, kann ein Lebensmittel im Körper säurebildend wirken – nämlich dann, wenn es gleichzeitig viel Eiweiß enthält. Man kann daher den basischen Mineralstoffanteil lediglich als groben Anhaltspunkt betrachten. Die genaue Bestimmung der Basen- oder Säurewirkung der Nahrungsmittel auf den Organismus ist außerordentlich komplex und derzeit noch in keiner Formel genau erfassbar.

? Woher weiß ich, wie viel basisch wirkendes Kalium in einem Nahrungsmittel ist?

Der Kaliumgehalt eines Nahrungsmittels spielt bei der Bewertung seiner basenbildenden Eigenschaft eine größere Rolle als der Gehalt an den Mineralstoffen Kalzium, Natrium und Magnesium. Dennoch sollten Sie keineswegs nur auf den Kaliumgehalt achten. Wenn Sie wissen wollen, wie viel Kalium oder wie viel von einem anderen Mineralstoff in einem Lebensmittel enthalten ist, können Sie im *Kleinen Souci/Fachmann/Kraut* nachschlagen, einer allgemein anerkannten Lebensmitteltabelle der Deutschen Forschungsanstalt für Lebensmittelchemie (→ Bücher, die weiterhelfen, Seite 246). Die Tabelle auf der folgenden Seite gibt einen Überblick.

INFO

Basenlieferanten: Hier ist viel Kalium drin

In etlichen Büchern liest man, dass Kalium vor allem in Fleisch, Fisch, Austern, Muscheln, Milch und Käse enthalten ist. Vergleichen Sie aber:
100 g Kalbfleisch enthält etwas weniger Kalium als 100 g Kartoffeln. 100 g Austern enthalten 185 mg Kalium – aber wer isst schon oft genug Austern?
100 g Camembert enthalten gerade mal 95 mg Kalium, eine große Banane knapp 670 mg!
Der Tagesbedarf an Kalium beträgt übrigens für Frauen und Männer 2000 mg pro Tag.

Menge an Kalium in Milligramm (mg) je 100 g essbarer Anteil			
Apfelringe, getrocknet	620	Mandeln	835
Aprikosen	280	Mangold	375
Aprikosen, getrocknet	1370	Maronen	705
Austernpilze	255	Mungobohnen	130
Avocado	485	Pastinake	525
Banane	370	Petersilie	810
Champignons	390	Petersilienwurzel	400
Datteln, getrocknet	650	Portulak	390
Feigen	250	Rettich	430
Feigen, getrocknet	850	Rote Bete	405
Feldsalat	420	Sellerie	415
Fenchel	395	Sesamsamen	460
Gartenkresse	550	Sonnenblumenkerne	725
Grünkohl	450	Spinat	555
Johannisbeeren, rot	255	Steinpilze	340
Johannisbeeren, schwarz	305	Süßkartoffel	370
Kartoffel	420	Topinambur	480
Kiwi	315	Walnusskerne	545
Kürbis	305		

(Quelle: Der kleine Souci/Fachmann/Kraut, → Seite 246)

? Welche Inhaltsstoffe werden für die saure Wirkung verantwortlich gemacht?

Für die Säurebildung eines Lebensmittels im Stoffwechsel ist in erster Linie sein Eiweißgehalt ausschlaggebend. Vor allem tierisches Eiweiß wirkt säurebildend. Auch Lebensmittel, die bei der Verdauung Säuren freisetzen, die nicht weiter abgebaut oder durch die Lungen als Kohlendioxid ausgeatmet werden können, zählen zu den Säurebildnern. Diese Eigenschaften treffen in erster Linie auf alle tierischen Produkte zu, die also Säurebildner sind – abgesehen von Rohmilchprodukten und Butter, die schwache Basenbildner sind.
Enthält ein verzehrtes Lebensmittel einen hohen Purinanteil (→ Seite 139), entsteht daraus im Stoffwechsel Harnsäure, was sich auf Dauer störend auf den Säure-Basen-Haushalt auswirkt. Auch ein hoher Zuckeranteil von Lebensmitteln führt zur Säurebildung – zunächst nur im Mund, auf Dauer aber wird der Säure-Basen-Haushalt durcheinandergebracht.

? Wie wird die Säurewirkung berechnet?

Für die Berechnung der Säurewirkung eines Lebensmittels wird das Mengenverhältnis von Chlorid, Sulfat und Phosphat herangezogen. Sowohl die Ragnar-Berg-Tabellen als auch die Remer-Manz-Tabellen bewerten die Nahrungsmittel anhand dieser drei Verbindungen. Als sauer reagierende Mineralien gelten: Schwefel, Chlor, Phosphor sowie Fluor, Jod und Kieselsäure. Für die Säurewirkung eines Lebensmittels sind aber auch andere Stoffe verantwortlich. So ist bei vielen tierischen Lebensmitteln sowie bei Hülsenfrüchten und bei Kaffee der Gehalt an Purinen, die im menschlichen Organismus zu Harnsäure abgebaut werden, ausschlaggebend für die Säurewirkung (→ Seite 118 ff.). Auch neuere Tabellen berücksichtigen dies allerdings nicht (→ Seite 114).

Säure-Basen-Tabellen

? Was bringen Säure-Basen-Tabellen?

In Säure-Basen-Tabellen (→ Seite 129 ff.) werden Nahrungsmittel nach ihrer Säure- oder Basenwirkung im Organismus klassifiziert. Die ersten Tabellen wurden 1913 von Ragnar Berg veröffentlicht. Danach erschien erstmals 1995 eine auf neueren Erkenntnissen beruhende Tabelle von den Professoren Thomas Remer und Friedrich Manz. Trotz der neunzig Jahre, die zwischen der Erstellung dieser beiden Tabellen liegen, gibt es nur wenige Unterschiede in der Bewertung der Nahrungsmittel – und weiterhin einige Unklarheiten, denn beide Tabellen berücksichtigen nicht alle Inhaltsstoffe, die sich auf die Säure- und Basenwirkung der Lebensmittel auswirken. Es werden jeweils nur die nach Meinung der Forscher wichtigsten Faktoren berücksichtigt, was die Aussagekraft der Tabellen einschränkt.

? Worauf beziehen sich Säure-Basen-Tabellen in den Büchern, die sich auf dem Markt befinden?

Fast alle Tabellen, die Sie in Büchern oder auf Websites finden, beruhen mehr oder weniger direkt auf den Tabellen von Ragnar Berg. Leider geben jedoch die wenigsten Autoren die Quellen ihrer Säure- und Basenwerte für die genannten Nahrungsmittel an. Seit einigen Jahren sind die Tabellen von Thomas Remer und Friedrich Manz allgemein anerkannt. Rein chemisch gesehen sind diese Tabellen korrekt, berücksichtigen aber nicht organische Säuren, wie sie etwa in Kaffee und Zucker enthalten sind. Sie berücksichtigen auch nicht die nach Genuss von Fleisch, Wurst, Geflügel, Bier oder Hülsenfrüchten anfallende Harnsäure, da diese nicht direkt in den Säure-Basen-Haushalt einfließt.

? Welche Forschungen liegen den neuen Tabellen nach Remer und Manz zugrunde?

Prof. Friedrich Manz und Prof. Thomas Remer haben 1995 Tabellen zur Bewertung der Säure- und Basenwirkung von Lebensmitteln nach einer neuen Formel zusammengestellt. Thomas Remer ist am Forschungsinstitut für Kinderernährung in Dortmund tätig, leitete und leitet dort mehrere Studien. In Zusammenarbeit mit dem Institut für Ernährung und Prävention in Ismaning, damals unter der Leitung von Prof. Jürgen Vormann, wurde in den letzten Jahren Material zusammengetragen, das einer obst- und gemüsebetonten Kost eine neue, zentrale Bedeutung gibt. Die Remer-und-Manz-Tabellen führen den PRAL-Wert ein (→ Seite 117), der die zu erwartende Belastung der Nieren durch die aus der Nahrung anfallende Säure wiedergibt.

INFO

Unterschiede in den Tabellen

Die Säure-Basen-Tabellen nach Remer und Manz finden Sie im Internet unter www.saeure-basen-forum.de. In der Tabelle der bei *Basenfasten nach Wacker®* erlaubten Lebensmittel (→ Bücher, die weiterhelfen, Seite 245), werden Sie einige Lebensmittel als nicht erlaubt finden, die nach Berg oder Remer und Manz Basenbildner sind, und umgekehrt. Die Auswahl der Lebensmittel basiert auf Erfahrungswerten von uns und Kollegen. Dabei wurden die Ragnar-Berg-Tabellen und die Remer-und-Manz-Tabellen (→ hier Seite 129 ff.) weitgehend berücksichtigt – sofern sich deren Aussagen mit unseren Erfahrungen deckten. Wir beziehen bei unserer Beurteilung auch die Gesamtlebensmittelwirkung im Organismus ein, etwa bei Kaffee, den wir im Rahmen einer basenüberschüssigen Ernährung oder bei Basenfasten nicht empfehlen.

? Warum sind Säure-Basen-Tabellen so unterschiedlich?

Die erste Säure-Basen-Tabelle hat der schwedische Wissenschaftler Ragnar Berg 1913 erstellt. Im Laufe der Jahre wurden die ersten Tabellen von verschiedenen Forschern verändert. Bei einigen Lebensmitteln herrscht bis heute keine Einigkeit darüber, ob sie nun basisch oder neutral verstoffwechselt werden. So waren für Ragnar Berg alle Getreidearten Säurebildner, während sie heute einige Therapeuten für Basenbildner halten. In den Tabellen von Remer und Manz finden sie sich als Säurebildner. Auch über die Wirkung von Essig gibt es unterschiedliche Auffassungen. Selbst bei der Bewertung von Kaffee gibt es neuerdings Meinungsverschiedenheiten. Da die Wirkungen von Lebensmitteln auf den Säure-Basen-Haushalt nur von wenigen Wissenschaftlern erforscht werden und es keine groß angelegten Studien gibt, konnten diese Meinungsverschiedenheiten bis heute nicht auf wissenschaftlicher Basis ausgeräumt werden. Man ist hier weitgehend auf Erfahrungswerte angewiesen.

? Sind die Ragnar-Berg-Tabellen noch zeitgemäß?

Oft werden die Ragnar-Berg-Tabellen als veraltet angesehen. Bei genauem Studium der Tabellen und schriftlichen Ausführungen Bergs wird jedoch deutlich, dass dieser von allen Säure-Basen-Forschern wohl am längsten und am gründlichsten geforscht hat. Er war schon so fortschrittlich, dass er in seiner Tabelle bereits den Puringehalt (→ Seite 118) der Nahrungsmittel angab. Die Purinwerte im Einzelnen entsprechen heute allerdings nicht mehr alle den neuesten Erkenntnissen. Das gilt beispielsweise für Sojamehl, das Berg als purinfrei führt; heute wissen wir, dass es eine beträchtliche Menge an Purinen enthält.

Vergleicht man Ragnar Bergs Tabellen mit den aktuellen von Remer und Manz (→ Seite 129 ff.), findet man aber nur wenige Abweichungen. Die Ragnar-Berg-Tabellen sind daher im Großen und Ganzen durchaus aktuell. Auf den Puringehalt gehen Remer und Manz nicht ein.

? Was ist mit dem Wert PRAL in neueren Säure-Basen-Tabellen gemeint?

Die weitverbreiteten Tabellen der Forscher Remer und Manz geben die Säurewerte von Lebensmitteln in PRAL an. Dies ist eine Abkürzung für die potenzielle renale (die Nieren betreffende) Säurebelastung von Nahrungsmitteln, englisch *potential renal acid load.* Es handelt sich also um eine nach einer Formel errechnete mögliche Nierenbelastung durch Säureausscheidung. In die Formel fließen die Äquivalente (→ nächste Frage) der Basen Kalium, Kalzium, Natrium und Magnesium ein sowie die der Säuren Chlorid, Phosphor und Sulfat. Säuren aus Purinen sowie Reizstoffe, die ebenfalls die Säureproduktion anregen können, sind nicht berücksichtigt. Auch organische Säuren wie die Chlorogensäure im Kaffee fließen nicht in die Berechnungen ein.

? Was sind Säureäquivalente?

In der Chemie rechnet man mit Äquivalenten, um Stoffe verschiedenen Molekulargewichts rechnerisch vergleichbar zu machen. Der Begriff Säureäquivalent bezieht sich auf die Methode, mit der man die Säurewirkung eines Nahrungsmittels berechnet. Sowohl Berg, der die ersten Säure-Basen-Tabellen erstellt hat, als auch Remer und Manz, die Ersteller der neueren Tabelle, beziehen sich bei ihrer Berechnung auf Äquivalente. Säure- bzw. Basenäquivalente dienen dazu, verschiedene Stoffe auf ihren Säure- oder Basengehalt hin zu vergleichen.

Purine und Harnsäure

? Welche Bedeutung haben Purine für den Säure-Basen-Haushalt?

Bei Purinen handelt es sich um organische Stickstoffverbindungen. Die aus der Nahrung aufgenommenen Purine werden zu Harnsäure abgebaut und von den Nieren ausgeschieden. Enthält die Nahrung aber dauerhaft zu viele Purine, lagert sich Harnsäure im Körper ab und kann Gichtanfälle hervorrufen. In neueren Säure-Basen-Tabellen werden Purine jedoch nicht berücksichtigt, da man in wissenschaftlichen Kreisen die Harnsäurebelastung nicht in direktem Zusammenhang mit dem Säure-Basen-Haushalt sieht. Eine steigende Harnsäureüberlastung führt jedoch zu einer Stoffwechselstörung und stört auf Dauer sehr wohl die Säure-Basen-Bilanz. Purinreiche Lebensmittel sind zum Beispiel Schweinefleisch, Wurst, Innereien sowie auch Hülsenfrüchte und Erdnüsse.

? Sind pflanzliche Purine für den Stoffwechsel weniger belastend als tierische?

Die Harnsäurebelastung des Stoffwechsels durch mit der Nahrung aufgenommene Purine hängt vor allem von deren Menge und Herkunft ab. Die Harnsäurebelastung durch Purine pflanzlicher Herkunft fällt etwas geringer aus als diejenige durch Purine tierischen Ursprungs, da die Stoffe in der Pflanzenzelle weniger konzentriert und für den Stoffwechsel nicht so leicht zugänglich sind. Dies gilt vor allem dann, wenn die betreffenden pflanzlichen Lebensmittel in Form von Rohkost verzehrt werden. So ist die Belastung durch Harnsäure bei roh verzehrten Sojasprossen oder Linsensprossen, aber auch bei rohen Sonnenblumenkernen nur gering und nicht zu vergleichen mit der Belastung durch gekochte Linsen oder etwa durch Kaffee.

? Stellen gekochte purinreiche Lebensmittel eine ähnlich große Harnsäurebelastung des Körpers dar wie gebratene?

Man hat festgestellt, dass beim Braten die Purine in den Nahrungsmitteln verbleiben, während beim Kochen ein Teil davon ins Kochwasser übergeht. Gekochtes Fleisch oder gekochter Fisch enthält aus diesem Grund bis zu 20 Prozent weniger säurebildende Purine als die gleichen Nahrungsmittel nach dem Braten. Das hilft natürlich nur etwas, wenn Sie das Kochwasser nicht mitverzehren: Wenn Sie also Hülsenfrüchte kochen und mitsamt dem Kochwasser eine Suppe oder einen Eintopf daraus zubereiten, ist der Puringehalt des Gerichts genauso hoch, wie er ursprünglich in den Hülsenfrüchten war. Daher sollten Sie nach dem Garen das Kochwasser vollständig abgießen und zum Fertigstellen des Gerichts frisches Wasser zugeben.
Bei Kaffee ist der Puringehalt sehr schwankend – je nach Wassermenge und Brühzeit. Ein deutscher Kaffee, der mit viel Wasser lange in der Kanne steht, ist purinreicher als italienischer Espresso.

? Hat die Lagerdauer einen Einfluss auf den Puringehalt von Fleisch oder Fisch?

Je länger ein Lebensmittel wie Fleisch oder Fisch gelagert worden ist, umso stärker ist die Harnsäurebelastung für den Körper, wenn Sie es verzehren. Das ist darauf zurückzuführen, dass während der Lagerung die Purine bereits teilweise ab- und so umgebaut werden, dass sie vom Darm »besser« und schneller aufgenommen werden können. Wenn Sie auf derartige »Harnsäureschübe« lieber verzichten möchten oder müssen (etwa bei Gicht → Seite 78), dann sollten Sie immer frische Produkte bevorzugen und alles lange Gelagerte und Abgehangene von Ihrem Speiseplan streichen.

Einkauf und Zubereitung

? Stimmt es, dass nur reifes Obst und Gemüse basenbildend sind?

Der Reifungsprozess einer Frucht ist ein chemischer Vorgang, in dessen Verlauf für jede Pflanze typische Mineralstoffe, Vitamine und bioaktive Stoffe gebildet werden. Wenn die Frucht ganz reif ist, hat sie diesbezüglich ihre optimale Zusammensetzung erreicht. Der Gehalt an basenbildenden Mineralstoffen ist in der reifen Frucht am höchsten. In der Natur kann man ganz einfach erkennen, ob eine Frucht reif ist: Sie löst sich leicht vom Strauch oder vom Baum; wenn sie überreif wird, löst sie sich von selbst. Eine grüne Banane oder Tomate oder eine blassrote Erdbeere sind dagegen nicht ausgereift, das heißt, sie haben noch nicht alle Mineralstoffe, Vitamine und bioaktiven Stoffe entwickelt. Doch nur wenn genügend Mineralstoffe vorhanden sind, kann Obst oder Gemüse Basen bilden. Zudem schmecken reifes Obst und Gemüse besser und sind sehr viel besser verdaulich.

? Warum sind regionales Saisongemüse und -obst so gesund?

Wie soeben beschrieben, entwickeln Obst und Gemüse erst im Verlauf des Reifungsprozesses ihre basenbildende Gesamtheit an Inhaltsstoffen. Dies gilt aber in der Regel nur, wenn sie an der Pflanze reifen können. Obst und Gemüse, die von weither kommen, werden oft unreif geerntet, damit sie beim Transport unversehrt bleiben. Auch wenn sie unterwegs »nachreifen«, entwickeln sie nicht die Vielfalt an Inhaltsstoffen wie natürlich ausgereiftes Obst und Gemüse. Das können Sie auch schmecken: Die perfekt aussehenden Supermarkttomaten aus der spanischen Plantage haben beispielsweise sehr viel weniger Aroma als die vom heimischen Bauernmarkt.

? Sind nur rohes Obst und Gemüse basenbildend?

Die zahlreichen Anhänger der reinen Rohkost vertreten die Meinung, jegliches Erwärmen zerstöre die Vitalstoffe und die basenbildende Wirkung von Obst und Gemüse. Es stimmt, dass durch Erwärmen ein gewisser Verlust eintritt. Keineswegs gehen aber sämtliche Basen und Vitalstoffe beim schonenden Garen verloren. Bei manchen Gemüsesorten wie etwa Karotten macht erst das Garen die gesundheitsfördernden Inhaltsstoffe optimal verfügbar. Viele Menschen können große Mengen Rohkost gar nicht verdauen und bekommen davon schmerzhafte Blähungen und andere Verdauungsstörungen. Der Darm vieler Menschen ist sehr an ballaststoffarme, industriell gefertigte Nahrung gewöhnt, die vom Darm wenig Leistung fordert. Der hohe Ballaststoffanteil der reinen Rohkost wird – vor allem bei einer plötzlichen Umstellung – nicht vertragen und führt zu Gärungen im Darm, wobei wiederum Säuren entstehen.

TIPP

Rohkost mit Genuss

Eine ausgewogene Mischung aus Rohkost und schonend gegartem Gemüse ist ein entscheidender Beitrag zu einem ausgewogenen Säure-Basen-Haushalt.

- Wenn Sie bisher wenig Rohkost gegessen haben, starten sie Ihrem Verdauungssystem zuliebe mit kleinen Portionen, die Sie bei guter Verträglichkeit allmählich vergrößern können.
- Achten Sie bei rohem Obst und Gemüse darauf, sehr gründlich zu kauen und langsam zu essen.
- Verzehren Sie rohes Obst und Gemüse lieber in der ersten Tageshälfte, da es dann vom Verdauungssystem leichter verarbeitet werden kann.

? Kann man den Verlust an basischen Mineralstoffen durch die Garmethode begrenzen?

Schon Ragnar Berg wusste, dass Kochen die basenbildenden Eigenschaften von Gemüse zerstört, und propagierte das schonende Dämpfen. Heute ist dies eine allgemeingültige Empfehlung, da erwiesenermaßen durch Erhitzen Vitalstoffe verloren gehen. Für kurzes und schonendes Garen ist ein Gemüsedämpfer ideal, in dem das Gemüse nur im Wasserdampf ohne Druck gegart wird. Der Effekt ist sichtbar: Das Gemüse bleibt knackiger. Da die Mineralien beim Dämpfen ohne Druck weitgehend erhalten bleiben, schmeckt das Gemüse viel besser, denn nicht nur die Mineralstoffe, auch die Vitamine und die bioaktiven Stoffe werden so geschont. Denn Mineralstoffe, Vitamine und bioaktive Stoffe ergänzen das feine Aroma der Nahrungsmittel. Im Tipp auf der rechten Seite erfahren Sie mehr dazu. Sollten Sie Ihr Gemüse doch in Wasser kochen, dann ist es wichtig, dass Sie das Kochwasser nicht weggießen, sondern ebenfalls verzehren – beispielsweise in einer Suppe.

? Wirkt auch ein aufgewärmtes Gemüsegericht basenbildend?

Man kann davon ausgehen, dass eine eigentlich basische Gemüsesuppe oder ein anderes Gemüsegericht durch mehrmaliges Aufwärmen zum Säurebildner wird, denn jedes erneute Erhitzen bewirkt eine chemische Veränderung mit weiterem Vitalstoffverlust. Nach zweimaligem Aufwärmen schmeckt Suppe oder Gemüse ohnehin fad und sieht nicht mehr appetitlich aus. Auch wenn es noch nicht erwiesen ist, dass Aufgewärmtes weniger basenbildend wirkt: Wer etwas Gespür für basische Ernährung entwickelt hat, schmeckt es, wenn ein Gericht an Vitalstoffen verloren hat. Gelegentliches einmaliges und schonendes Aufwärmen ist aber sicher in Ordnung.

TIPP

Schonend garen im Gemüsedämpfer

Den größten Basengehalt hat gegartes Gemüse, wenn Sie zum Garen einen Gemüsedämpfer ohne Dampfdruck verwenden. Sie erhalten damit weitgehend die wertvollen Vitamine, Mineralstoffe und Bioaktivstoffe, die mitverantwortlich sind für Farbe und Aroma von Gemüse. Gemüsedämpfer gibt es aus Edelstahl, aus Bambus (zum Beispiel im Asienladen) und als Einbaugerät. Die preiswerteste Variante ist ein Einhängesieb aus Metall, das in den Kochtopf passt. Ein Gemüsedämpfer besteht aus drei Teilen: dem Kochtopf, dem dazu passenden Sieb und einem gut schließenden Deckel.

- So bereiten Sie Ihr Gemüse im Dämpfer zu: Füllen Sie so viel Wasser in den Topf, dass es bis knapp unter den Boden des eingehängten Siebs reicht. Bringen Sie das Wasser zum Kochen. Nun geben Sie Ihr Gemüse – geschält oder mitsamt der Schale, grob oder fein geschnitten – in das Sieb und hängen dieses in den Kochtopf mit dem sanft kochenden Wasser. Verschließen Sie den Topf mit dem passenden Deckel. Schon nach wenigen Minuten ist Ihr Gemüse gar. Es behält bei diesem Verfahren weitgehend seine Farbe und schmeckt so aromatisch, dass Sie nun kaum noch nachwürzen müssen; das gilt besonders für Fenchel, Lauch, Rote Bete, Petersilienwurzeln und Karotten.
- Um das Gemüsegericht fertigzustellen, geben Sie etwas Olivenöl, geröstetes Sesamöl oder ein anderes Pflanzenöl Ihrer Wahl sowie einige frische Kräuter und etwas Sesamsalz (Gomasio) in eine Schale und vermischen Sie alles gut miteinander. Geben Sie das gedämpfte Gemüse dazu und wälzen Sie es kurz in der Öl-Gewürz-Mischung. So bewahren Sie die Vitalstoffe im Öl und in den Kräutern vor zu großer Hitze und erhalten ein lecker gewürztes Gemüsegericht.

? Soll ich beim Einkaufen am besten ganz auf Säurebildner verzichten und nur noch selbst Zubereitetes essen?

Auch wenn Sie Ihren Speiseplan deutlich basenbildender gestalten wollen, müssen und sollten Sie nicht ganz auf gesunde Nahrungsmittel verzichten, die Säurebildner sind. Ein Nahrungsmittel kann nie anhand einer einzigen Eigenschaft bewertet werden, sondern immer nur unter Berücksichtigung der Gesamtheit seiner Eigenschaften. Lebensmittel, die aufgrund ihres hohen Vitalstoffgehalts trotz ihrer säurebildenden Wirkung für den Organismus wertvoll sind, gehören unbedingt zur Vollwertkost, wenn auch nicht in zu großen Mengen. Das gilt für Vollkorngetreide, einige Sorten von Nüssen sowie Honig vom Imker und Rohmilchprodukte; diese nennen wir die »guten Säurebildner«.

Es gibt aber auch Säurebildner, die Sie getrost weitestgehend weglassen können und sollten: alle Softgetränke, Süßigkeiten mit weißem Zucker, Farb- und Aromastoffen, Alkohol und Weißmehlprodukte. Auch die unzähligen Fertigprodukte, die mit Zusatzstoffen versehen sind, deren Auswirkungen auf unsere Gesundheit niemand wirklich kennt, sind mehr als entbehrlich. Wir nennen sie die »schlechten Säurebildner«.

Es kommt bei der Betonung basenüberschüssiger Ernährung darauf an, den basenbildenden Gemüse- und Obstsorten mengenmäßig den Vorzug zu geben. Der Anteil der Säurebildner sollte maximal ein Drittel der Gesamtnahrung ausmachen, worin wiederum nur ein minimaler Anteil »schlechte Säurebildner« enthalten sein sollte. Das heißt für den Alltag: Wenn Sie sich gelegentlich einen Eisbecher mit Waffel und Likör gönnen oder einmal in der Woche Ihren Hotdog von der Bratwurstbude »brauchen«, dann können Sie dieses Extra ohne schlechtes Gewissen genießen – denn für den Rest der Woche leben Sie ja im basischen Bereich.

? Wie kann ich basenüberschüssig leben, wenn ich keine Zeit habe, ständig Obst und Gemüse zu schnippeln?

Wer sich basenüberschüssig ernährt, ist gesünder, fühlt sich wohler und ist schlanker. Das bestätigt jeder, der es tut. Viele Menschen scheuen jedoch den Aufwand. Denn Gemüse zuzubereiten, bedeutet waschen, putzen, gegebenenfalls schälen, klein schneiden, eventuell noch würzen ... Wer berufstätig ist und zu wenig Zeit hat, um täglich Salat und Gemüse zuzubereiten, greift lieber schnell zu einem belegten Brötchen am Kiosk um die Ecke. Selbst wenn im besten Fall neben Käse oder Schinken noch ein Salatblatt oder eine Tomate daraufliegen – die üblichen belegten Weißmehlbrötchen, die morgens belegt und im Laufe des Tages verkauft werden, enthalten keine nennenswerten Vitalstoffe mehr. Dafür bieten sie oft Billigwurst oder -käse fragwürdiger Herkunft, deren Fett- und Eiweißgehalt unser Bindegewebe und unsere Säure-Basen-Bilanz belasten. Doch mit ein wenig Fantasie finden Sie einen Weg aus der Säurefalle, ohne stundenlang am Herd stehen zu müssen. Die Tipps auf dieser und den folgenden Seiten helfen Ihnen dabei.

TIPP

Basensnacks fürs Büro

Halten Sie an ihrem Arbeitsplatz immer einen Vorrat an gesunden Snacks griffbereit: verschiedene ungeschwefelte Trockenobstsorten, Mandeln oder Oliven. Statt sich die dritte, vierte, fünfte ... Tasse Kaffee einzuschenken, greifen Sie lieber zur stets bereitstehenden Wasserflasche; das erfrischt nachhaltiger. Achten Sie darauf, sich immer rechtzeitig um Ihr Mittag- oder Abendessen zu kümmern, damit Sie nicht plötzlich der große Hunger überfällt und Sie dann wahllos zugreifen.

INFO

Wege aus der Säurefalle für »Kochmuffel«

Hier eine kleine Übersicht von Produkten, die viele Basen liefern und sich als Zwischenmahlzeiten oder als schnelle Zutaten eignen. Finden Sie ein Produkt in Ihrem Bioladen nicht, fragen Sie nach; meist kann der Artikel für Sie bestellt werden. Fertigprodukte sollten frei von Knoblauch, Zucker, Essig, Milchprodukten und Getreide sein.

Schnelle Basenlieferanten (Fertigprodukte)	Erhältlich in gut sortierten Supermärkten oder im ...
Brechbohnen im Glas	Naturkostladen
Champignons im Glas	Naturkostladen
Dillgurken ohne Essig	Reformhaus
Feigen im Glas	Naturkostladen
Grapefruit im Glas	Naturkostladen
Kalamata-Oliven (schwarz) in Salzlake	Naturkostladen
Manaki-Oliven (grün) in Olivenöl	Naturkostladen
Mandelmus	Naturkostladen
Möhren im Glas	Naturkostladen, Reformhaus
Olivenpaste (Crema di Olive)	Naturkostladen
Pesto verde (ohne Knoblauch)	Naturkostladen
Pfifferlinge im Glas	Naturkostladen
Pfirsiche im Glas	Naturkostladen
Pflaumen im Glas	Naturkostladen
Rote Bete, vorgekocht	Gemüsemarkt, Naturkostladen
Rucolapesto (ohne Knoblauch)	Naturkostladen
Sauerkirschen im Glas	Naturkostladen
Sauerkraut (milchsauer)	Naturkostladen, Reformhaus
Sesammus (Tahin)	Naturkostladen
Steinpilze im Glas	Naturkostladen
Tiefkühlgemüse natur ohne Butter, Sahne und Knoblauch	Naturkostladen

TIPP

Der basische Bürolunch

Wenn Sie Ihr Mittagessen aus Zeitgründen am Arbeitsplatz einnehmen müssen, gibt es mehrere Möglichkeiten, Ihre Mahlzeit basenüberschüssig zu gestalten.

- Wenn Sie in einer Kantine essen, wählen Sie Salat mit Essig und Öl und wählen Sie eine bis zwei Gemüsesorten. Zur Not essen Sie Kartoffeln; die gibt es fast immer. Dazu nehmen Sie eine kleine Menge »Saures«: Nudeln, Fisch, Fleisch, Eier oder Käse.
- Damit es nicht zu langweilig wird, können Sie zum Beispiel Pesto oder Oliven mitnehmen und zu Ihren Kartoffeln geben (→ Tabelle links).
- Wenn Sie ins Restaurant wollen, gehen Sie am besten zum Italiener: Dort gibt es die beste Auswahl an Salat und Gemüse. Man bereitet Ihnen meist auch gern einen Gemüseteller zu (ohne Knoblauch!).
- Nehmen Sie ein paar Vorratsdosen mit ins Büro, gehen Sie mittags schnell um die Ecke zum Kaufhausrestaurant oder einem Imbiss (zum Beispiel einem arabischen) und lassen sich Ihre Lunchbox mit Salat, Gemüse und vielleicht etwas Reis oder Nudeln füllen. Man erfüllt sicher gern Ihre Wünsche, auch wenn sie nicht genau der Speisekarte entsprechen.
- Wenn Sie am Abend noch etwas Zeit haben, können Sie vorbereitete Salatblätter oder Gemüse in eine Box füllen und in einer zweiten Box oder einem Fläschchen Essig und Öl, Salz und Pfeffer zu einem Dressing schütteln. Der Kartoffelsalat vom Abendessen schmeckt auch am nächsten Mittag noch gut. Vielleicht haben Sie ja auch Zeit, Gemüse wie Gurke oder Tomaten schnell am Arbeitsplatz frisch zu schneiden und anzurichten. Tolle drei- oder vierstöckige Lunchboxes gibt es zum Beispiel als attraktives drei- oder vierteiliges Set im Internet unter www.maedchenkram.de zu kaufen.

Lebensmittel und Säure-Basen-Haushalt

Wie wirken die verschiedenen Lebensmittel auf den Säure-Basen-Haushalt? Täglich erhalten wir Anfragen, die uns zeigen, wie viel Unsicherheit es diesbezüglich gibt – auch wegen der teils widersprüchlichen Aussagen in Büchern zu diesem Thema. Bevor Sie in diesem Kapitel besorgt Lebensmittel suchen, die Sie besonders gern und häufig essen, hier eine kleine Entwarnung: Legen Sie nicht alles auf die Goldwaage, was Sie essen! Machen Sie sich das Leben nicht durch eine ständige Säure-Basen-Bewertung unnötig schwer, denn auch Genuss gehört zur basenüberschüssigen Lebensweise.

Dieses Buch soll Sie dazu anleiten, Ihre Lebensweise so umzustellen, dass Sie im Großen und Ganzen Ihren Säure-Basen-Haushalt in Balance halten. Beachten Sie stets die wichtigsten Regeln, die in der vorderen Klappe dieses Buchs zusammengefasst sind. Achten Sie darauf, sich so oft wie möglich mit basenüberschüssiger Frischkost zu versorgen. Dann wird der eine oder andere »schlimme« Säurebildner ohne Probleme aufgefangen. Zudem gibt es bislang keine einhellige Meinung der Forscher zur Bewertung einzelner Lebensmittel. Unsere Antworten in diesem Kapitel beziehen sich im Wesentlichen auf Forschungen und Berechnungen von Ragnar Berg, Thomas Remer und Friedrich Manz, soweit deren Ergebnisse sich mit Praxiserfahrungen vieler Kollegen decken. Zu manchen Lebensmitteln kann keine eindeutige Antwort gegeben werden. Auch aus diesem Grund sollten Sie nicht zu dogmatisch mit Säuren und Basen umgehen. Als Grundregel gilt: einmal täglich Obst, einmal täglich Gemüse, einmal täglich Salat.

Wie wirken unsere Lebensmittel?

? Gibt es das ideale, vielleicht basische Nahrungsmittel?

Ganz klar: Nein! Es gibt nicht das eine Nahrungsmittel, das immer in einer gesunden Ernährung enthalten sein muss – auch wenn die Lebensmittelindustrie uns dies gelegentlich vorgaukelt. Schon Ragnar Berg betonte immer wieder, dass nicht die einseitige Bevorzugung von bestimmten Lebensmitteln zu empfehlen sei, sondern Vielfalt und Ausgewogenheit, also das richtige Verhältnis der verschiedenen Nahrungsmittel. Es gebe »überhaupt kein ideales Nahrungsmittel, sondern wir sind darauf angewiesen, unsere Nahrung aus den verschiedensten Stoffen zu mischen, damit alle Ansprüche des Körpers erfüllt werden«. Diese Feststellung Bergs gilt heute immer noch mit unverminderter Aktualität.

INFO

Säure-Basen-Tabellen im Vergleich

Die folgenden beiden Doppelseiten sollen Ihnen den Vergleich einiger Werte aus den gängigsten Säure-Basen-Tabellen ermöglichen: den Ragnar-Berg-Tabellen und den Remer-und-Manz-Tabellen.

Die Tabellen sollen Ihnen beim Vergleichen verschiedener Forschungsergebnisse helfen und einen Überblick über die genauere Bewertung der Lebensmittel geben. Wie vorher bereits gesagt, brauchen Sie die Säuren und Basen in Ihrer Nahrung nicht peinlich genau auszurechnen.

Der Zahlenwert in meq/100 g (chemisches Äquivalentgewicht) gibt an, ob das jeweilige Nahrungsmittel einen basischen, säuernden oder neutralen Effekt auf den Säure-Basen-Haushalt hat und wie stark der basische bzw. säuernde Effekt gegebenenfalls ist.

Produkt	Ragnar Berg		Remer und Manz	
Überschuss an:	Basen	Säuren	Basen	Säuren
Ananas	3,59		2,7	
Äpfel, diverse Sorten	0,84–1,38		2,2	
Apfelsaft, ungesüßt	k. A.		2,2	
Aprikosen	4,79		4,8	
Artischocke		4,31	k. A.	
Banane	4,38		5,5	
Bier, deutsches (→ aber S. 177!)		0,19		0,9
Bitterschokolade	k. A.			0,4
Blumenkohl	3,04		4	
Bohnen, grün	4,2		3,1	
Brokkoli	k. A.		1,2	
Brombeeren	7,14		k. A.	
Butter		4,33		0,6
Buttermilch	1,31			0,5
Champagner (→ aber S. 177!)	0,96		k. A.	
Champignons	1,81		k. A.	
Cola	k. A.			0,4
Eigelb		51,83		23,4
Eiweiß		8,27		1,1
Erbsen		3,41		1,2
Erdbeeren	1,76		2,2	
Erdnüsse		16,39		8,3
Feigen, getrocknet	27,81		18,1	
Forelle	k. A.			10,8
Gouda	k. A.			18,6
Gurken	31,5		0,8	
Haferflocken		9,98–20,71		10,7
Haselnüsse		2,08	2,8	
Hering, gesalzen		17,35		7
Hühnerei		9,81		8,2

Produkt	Ragnar Berg		Remer und Manz	
Überschuss an:	Basen	Säuren	Basen	Säuren
Hühnerfleisch		24,32		8,7
Kaffee (geröstete Bohne)	5,6		k. A.	
Kaffee als Getränk (→ aber S. 173 ff.!)	k. A.		1,4	
Kakao als aufgeschlossenes Pulver	49,91		k. A.	
Kakao als Getränk	k. A.		0,4	
Kalbfleisch		22,96		9
Karotten, junge	9,07		4,9	
Karpfen, gekocht		19,52	k. A.	
Karpfen, roh		17,26		7,9
Kartoffeln	2,69–6,71		4	
Kaviar, gesalzen		11,61	k. A.	
Kirschen	4,33		3,6	
Knäckebrot		6,96	k. A.	
Kommissbrot		8,54	k. A.	
Kopfsalat	14,12		2,5	
Kuhmilch	1,69			0,7
Lauch (Porree), Blätter	11,26		k. A.	
Lauch (Porree), Knolle	7,25		1,8	
Leber vom Kalb		14,68		14,2
Leber vom Schwein	k. A.			15,7
Linsen		17,8		3,5
Mandeln		2,19		4,3
Margarine		7,31	0,5	
Marmelade	k. A.		1,5	
Milchschokolade	k. A.			2,4
Mineralwasser	k. A.		1,8	
Mirabellen	4,41		k. A.	
Muttermilch	2,25			k. A.
Naturjoghurt aus Vollmilch	k. A.			1,5

Produkt	Ragnar Berg		Remer und Manz	
Überschuss an:	**Basen**	Säuren	**Basen**	Säuren
Oliven	30,56		k. A.	
Olivenöl	k. A.		0 (neutral)	
Orangen	9,61		2,7	
Orangensaft	k. A.		2,9	
Parmesan		2,14		34,2
Petersilie	k. A.		12	
Pfirsiche	5,4		2,4	
Pflaumen	5,8		k. A.	
Pilze	k. A.		1,4	
Pumpernickel	4,28		k. A.	
Quark		17,3		11,1
Radieschen	6,05		3,7	
Reis, geschält		3,18		4,6
Reis, ungeschält		17,96		12,5
Rettich (schwarzer Sommer-), ungeschält	39,4		k. A.	
Rindfleisch, mager		23,51		7,8
Roggenmehl		16,49		4,4
Rosenkohl		13,15	4,5	
Rosinen	15,1		21	
Rotwein (→ aber S. 177!)	0,19–2,33		2,4	
Sahne (Rahm)	3,15		k. A.	
Sahne, frisch, sauer	k. a.		1,2	
Sauerkraut	k. A.		3	
Schafsmilch	3,27		k. A.	
Schellfisch		19,52		6,8
Schmelzkäse	k. A.			28,7

Produkt	Ragnar Berg		Remer und Manz	
Überschuss an:	**Basen**	Säuren	**Basen**	Säuren
Schnittlauch	8,3		5,3	
Schokolade, gewöhnliche		8,1	k. A.	
Schwarzwurzeln	1,53		k. A.	
Schweinefleisch		12,47		7,9
Sellerie	11,33		5,2	
Soja	25,21		3,4	
Sonnenblumenöl	k. A.		0 (neutral)	
Spargel		1,01	0,4	
Spinat	5,12–28,01		14	
Steinpilze	4,44		k. A.	
Tee, indisch, Aufguss	k. A.		0,3	
Tee, trockene Blätter	53,50		k. A.	
Tomaten	13,67		3,1	
Walnusskerne		9,22		6,8
Wasser, stilles	k. A.		0,1	
Weißwein (→ aber S. 177!)	zwischen 0,48 und 1,6		1,2	
Wirsing, grün	2,74		k. A.	
Wirsing, weiß		1,98	k. A.	
Zander, gekocht		23,18		7,1
Zander, roh		21,11	k. A.	
Ziegenmilch	0,65		k. A.	
Zitronen, Limonen	9,9		2,6	
Zucker, weiß (→ aber S. 161!)	k. A.		0 (neutral)	
Zwetschgen	3,99		k. A.	
Zwieback		10,41	k. A.	
Zwiebeln		1,09	1,5	

Welche Lebensmittel sind basenbildend?

Viele pflanzliche Lebensmittel wirken basenbildend, etwa die meisten Gemüse- und Obstsorten, einige Sorten Nüsse wie Mandel- und frische Walnusskerne sowie die meisten Samen, Kräuter und Keimlinge.
Unter den tierischen Lebensmitteln gibt es hingegen nur wenige Basenbildner: Rohmilch (unpasteurisierte Milch) und Rohmilchprodukte.

Die Vielfalt der Basenbildner

- **Gemüse:** Aubergine, Bittergurke, Bleichsellerie (Staudensellerie), Blumenkohl, Bohne, Brokkoli, Butterrübe, Chicorée, Chinakohl, Choi-Sum (asiatische Kohlsorte), Daikon (japanischer Rettich), Eiszapfen (Radies), Erbsen (frisch), Fenchel, Frühlingszwiebel, Grünkohl, Gurke, Karotte, Kartoffel, Knollensellerie, Kohlrabi, Kürbis (alle Sorten), Lauch (Porree), Lotuswurzel, Luffagurke, Mangold, Maniokblätter, Navets, Okraschoten, Pak Choi (Kohlart), Paprika (alle Sorten), Pastinake, Petersilienwurzel, Radieschen, Rettich, Rhabarber, Romanesco (Blumenkohlart), Rote Bete, Rotkohl, Rübchen (weiße/Teltower), Schalotte, schwarzer Rettich, Schwarzwurzel, Senfkohl, Spinat, Spitzkohl, Staudensellerie (Bleichsellerie), Stielmus (Rübstiel), Süßkartoffel, Tarowurzel, Tomate (roh), Topinambur, Trüffelkartoffel (blaue Kartoffel), Urkarotte (Betakarotte), Wasserspinat (asiatisch), Weißkohl, Wirsing, Yamswurzel, Zucchini, Zuckerschote (Zuckererbse), Zwiebel

- **Obst (frisch oder getrocknet):** Ananas, Apfel, Apfelbanane, Aprikose, Avocado, Banane, Baumerdbeere (Tamarillo), Berberitze, Birne, Brombeere, Cherymoya, Clementine, Cranberry, Dattel, Drachenfrucht, Erdbeere, Esskastanie (Marone), Feige, Granatapfel, Grapefruit (Pampelmuse), Guave, Heidelbeere, Himbeere, Honigmelone, Jackfrucht, Johannisbeere (alle Sorten), Jostabeere, Kakifrucht (Sharonfrucht), Kapstachelbeere (Physalis), Kirsche (sauer und süß), Kiwi, Kumquat, Limette, Litschi, Loquat (jap. Mispel), Mandarine, Mango, Maracuja (Passionsfrucht), Melone, Minneola, Mirabelle, Nektarine, Olive (grün und schwarz), Orange, Orlando, Papaya, Pfirsich, Pflaume, Pomelo, Preiselbeere, Quitte, Reineclaude, Rhabarber, Sanddornbeere, Satsuma, Stachelbeere, Sternfrucht, Wasserkastanie, Wassermelone, Weintraube (weiß und rot), Zitrone, Zwetschge

- **Trockenobst (die beliebtesten Sorten):** Ananas, Apfel, Aprikose, Banane, Birne, Brombeere, Cranberry, Dattel, Feige, Kirsche, Mango, Papaya, Pfirsich, Pflaume, Rosine

- **Salat:** Bataviasalat, Chicorée, Chinakohl, Eichblattsalat, Eisbergsalat, Eistropfensalat, Endivien, Feldsalat, Friséesalat, Keimlinge (Sprossen), Kopfsalat, Lattich, Lollo rosso und bianco, Löwenzahn, Melde (span. Spinat), Orchideensalat, Postelein (Portulak), Radicchio, Romanasalat, Rucola (Rauke), Sauerampfer, Sellerieblätter, Trevisosalat, Zucchiniblüten

- **Kräuter und Gewürze:** Basilikum, Beinwell, Bibernell, Bockshornkleesamen, Bohnenkraut, Borretsch, Brennnessel, Brunnenkresse, Chili, Dill, Fenchel, Gänseblümchen, Giersch, Glattpetersilie, Ingwer, Kamille, Kapern (ohne Essig), Kapuzinerkresseblätter und -blüten, Kardamom, Kerbel, Koriander, Kresse, Kreuzkümmel, Kümmel, Kurkuma, Lavendel, Liebstöckel, Löwenzahn, Majoran, Meerrettich, Melde (span. Spinat), Melisse, Muskatnuss, Nelken, Oregano, Paprika, Petersilie, Pfeffer (alle Sorten), Pfefferminze, Piment, Rosmarin, Rucola (Rauke), Safran, Salbei, Sauerampfer, Schabzigerklee, Schachtelhalm, Schnittlauch, Schwarzkümmel, Sellerieblätter, Thymian, Vanille, Veilchenblüten, Ysop, Zimt, Zitronenmelisse, Zitronenpfeffer, Zitronenthymian

- **Pilze:** Austernpilz, Bovist, Champignon, Egerling, Herbsttrompete, Igel-Stachelbart (Pom-pom blanc), Krause Glucke, Kräuterseitling, Limonenseitling, Marone, Morchel, Mu-Err-Pilz, Parasol, Pfifferling, Portabellapilz, Rosenseitling, Samtfußrüpli, Semmelstoppelpilz, Shiitake, Steinchampignon, Steinpilz, Trüffel

- **Samen und Nüsse:** Aprikosenkerne, Hanfsamen (geröstet), Kokosnüsse, Kokosflocken, Kürbiskerne, Leinsamen, Macadamianüsse, Mandeln, Mohnsamen, Paranüsse, Pistazien, Sesam, Sesamsalz (Gomasio), Sonnenblumenkerne, Tahin (Sesammus), Walnusskerne (frisch), Zedernnüsse

- **Algen (asiatische):** Zwar basenbildend, sollten aber aufgrund ihres Jodgehalts nur in geringen Mengen verzehrt werden: Arame, Hijiki, Nori, Wakame

- **Milch:** Rohmilch und Rohmilchprodukte

? Was hat es mit den Ballaststoffen in Obst und Gemüse auf sich?

Ballaststoffe sind die Pflanzenfasern, die nicht verdaut werden können. Sie bestehen aus bestimmten Kohlenhydraten, die der Organismus nicht zerkleinern kann. Dazu gehören Zellulose, Pektin und Lignin. Da Ballaststoffe sehr viel Wasser an sich binden können, vermehren sie das Stuhlvolumen und regen so die Darmtätigkeit an. Sie schützen außerdem nachweislich vor den Zivilisationskrankheiten Herzinfarkt, Diabetes und Darmkrebs, insbesondere Dickdarmkrebs. Sie senken den Cholesterinspiegel, indem sie bei ihrer Passage durch den Darm schädigende Substanzen, auch Cholesterin, »huckepack« nehmen und nach draußen befördern.

Basenüberschüssige Kost enthält einen besonders hohen Anteil an Obst und Gemüse, und darin stecken jede Menge Ballaststoffe. Säurebildner dagegen zeichnen sich gerade dadurch aus, dass sie, bis auf Vollwertgetreide, viel zu wenig Ballaststoffe enthalten. Weißmehl, Weißmehlprodukte, Süßigkeiten und weißer Reis enthalten sehr wenig Ballaststoffe, da diese sich meist in der Schale der Samen und Getreidekörner befinden, die aber entfernt worden ist. Wenn Sie Ihre Ernährung insgesamt basenreicher gestalten, dann steigt damit der Ballaststoffgehalt in der Nahrung – was sich schnell in einer besseren Verdauung bemerkbar macht.

TIPP

Ballaststoffreiche Basenbildner

Besonders ballaststoffreiche und zugleich basenbildende Lebensmittel sind Mandeln, Erdmandeln, Sesamsamen, Sonnenblumenkerne, Kürbiskerne, Leinsamen, Äpfel, Bananen, Birnen, getrocknete Aprikosen, Sultaninen, Blumenkohl, frische Erbsen, Kartoffeln und frische Keimlinge.

INFO

Die Top Ten der Basenbildner

1. Schwarzer Rettich: Diese leider etwas in Vergessenheit geratene Wurzel vom Gemüsemarkt schmeckt geraspelt oder fein geschnitten als Salat. Früher wurde schwarzer Rettich auch gern als Hustenmittel verwendet.

2. Oliven: Die Steinfrüchte des mediterranen Olivenbaums schmecken zu Gemüse und Salat und sind auch eine gesunde Zwischenmahlzeit. Schwarze Oliven aus dem Naturkostladen oder guten Supermarkt sind voll ausgereifte grüne Oliven, die im Gegensatz zu den meisten handelsüblichen Sorten nicht mit Eisengluconat gefärbt sind.

3. Erdmandeln: Die knollenartig verdickte Wurzel der Erdmandel, einer uralten Kulturpflanze, schmeckt süß und ist reich an Ballaststoffen. Im Reformhaus oder Naturkostladen bekommen Sie sie als Flocken oder gemahlen.

4. Frische Keimlinge: Die selbst gezüchteten »Basenreserven« von der Fensterbank sind voller Vitalstoffe und bieten zu jeder Jahreszeit gesunden Genuss.

5. Frische Kräuter: Sie liefern ebenfalls viele Vitalstoffe und sollten in keinem Salat oder Gemüse fehlen.

6. Sesam: Die ölhaltigen Samen der Sesampflanze sind in der Küche sehr vielseitig verwendbar und enthalten jede Menge wertvolle Mineralstoffe, vor allem Kalzium.

7. Sesamsalz (Gomasio): Aus gemahlenem geröstetem Sesam wird diese supergesunde Alternative zu purem Kochsalz hergestellt. Gomasio enthält nur einen geringen Kochsalzanteil und schmeckt herrlich nussig.

8. Kartoffeln: Schon Ragnar Berg schätzte die vielseitigen basischen Knollen als Kohlenhydratspender.

9. Äpfel: Sie haben immer Saison und schmecken fast jedem. Sie sollten möglichst roh verzehrt werden.

10. Bananen: Die Früchte in der praktischen »Verpackung« enthalten viel Kalium (→ Seite 112 f.), machen satt und sind eine gute Zwischenmahlzeit am Vormittag.

? Welche Lebensmittel sind säurebildend?

Säurebildner sind alle Lebensmittel, die viel Eiweiß, vor allem tierisches, enthalten. Die meisten Lebensmittel, die einen hohen Purinanteil (→ Seite 118 ff.) aufweisen, sind zugleich Säurebildner.

INFO

Diese Lebensmittel gelten als Säurebildner

- **Fleisch, Fisch, Meeresfrüchte:** Muskelfleisch und Innereien von Schwein, Lamm, Rind, Wild, Geflügel, Wurstwaren, Schinken, Fleischbrühe, Fisch, Schalentiere
- **Milchprodukte (auch von Schaf und Ziege):** pasteurisierte Milch, Sahne, Butter, Joghurt, Dickmilch, Quark, Kefir, Käse, Molke, Frischkäse
- **Eier:** Eiweiß und Eigelb
- **Gewürze:** Senf und Essig
- **Gemüse, Hülsenfrüchte:** Artischocken, Rosenkohl, Spargel, Linsen, Bohnen und Erbsen (getrocknet), Kichererbsen, Sojabohnen
- **Nüsse:** alle außer Mandeln und frischen Walnüssen
- **Getreide u. ä.:** Vollkorn- und Weißmehlprodukte aus Weizen, Dinkel, Roggen, Hafer, Gerste, Reis, (Braun-) Hirse, Kamut, Mais, Buchweizen, Amaranth, Quinoa
- **Teigwaren** aus Getreide, auch Mais-, Dinkel-, Kamut-, Hirse-, Reis- und Sojanudeln
- **Süßigkeiten:** alle Arten, egal mit welchem Süßungsmittel; Eis, auch Wasser-, Joghurt- und Sojaeis
- **Fertigprodukte:** alles aus Dose, Tüte oder Packung, was stark bearbeitet ist oder Säurebildner enthält
- **Getränke:** Bohnen- und Getreidekaffee; schwarzer, grüner, weißer und Mate-Tee; Früchtetee; Tee mit Zucker oder Süß- und Aromastoffen, Getränke mit Kohlensäure (auch Wasser), Limonaden und Fruchsaftgetränke; phosphathaltige Getränke wie Cola; alkoholische Getränke

? Gibt es auch gesunde Säurebildner?

Gesunde Säurebildner sind Lebensmittel, die aufgrund ihres hohen Vitalstoffgehalts dennoch wertvoll sind. Dies sind zum einen alle Getreidesorten in ungeschälter Form. Die daraus hergestellten Vollkornprodukte sind nicht zu verwechseln mit »dunklem« Brot, das meist nur mit Malz eingefärbt ist. Wenn Sie Vollkorn nicht gut vertragen, probieren Sie »neue« Getreidesorten aus: Hirse, auch Braunhirse, Dinkel, Quinoa und Amaranth. Gesunde Säurebildner sind zum anderen Hülsenfrüchte; sie sollten aber wegen ihres hohen Puringehalts nicht täglich auf den Tisch kommen. Nüsse sind wertvolle Nahrungsmittel, die täglich in kleinen Mengen auf den Speiseplan dürfen. Weitere gesunde Säurebildner sind, in Maßen genossen, grüner und weißer Tee. Sie sollen Stoffe enthalten, die vor Krebs schützen können.

? Was muss ich im Hinblick auf die Purine beachten?

Purine beeinflussen den Säure-Basen-Haushalt nicht direkt, können sein Gleichgewicht aber langfristig stören (→ Seite 118 ff.). Sie sind vor allem in Fleisch, besonders Muskelfleisch, und in Wurstwaren enthalten. Sehr hoch ist der Puringehalt außerdem in Lachs, Ölsardinen, Thunfisch in Öl und in Sprotten sowie in Kaffee und Schwarztee (→ auch Internet-Tipp auf Seite 244). Den höchsten Puringehalt unter den pflanzlichen Nahrungsmitteln haben die Hülsenfrüchte: Soja, Linsen, Kichererbsen, getrocknete Erbsen und Bohnen. Auch einige Nüsse und andere Samen enthalten Purine. Die meisten Obst- und Gemüsesorten haben einen sehr niedrigen Puringehalt. Er liegt bei vielen Sorten unter 20 mg pro 100 g. Auch Mandeln enthalten weniger als 20 mg Purine pro 100 g. Alle Obstsorten weisen nur eine verschwindend geringe Menge an Purinen auf.

Die Basis der Basenküche: Gemüse, Obst & Pilze

? Ist jedes Trockenobst basenbildend?

Trockenobst ist eine ideale Alternative zu Süßigkeiten. Es wird in allen Tabellen als basenüberschüssig angegeben. Wir empfehlen es zum Abrunden des morgendlichen Müslis und als Snack, auch beim Basenfasten. Das Angebot ist riesig: Äpfel, Feigen, Datteln, Ananas, Papaya … Nur ungeschwefelt wirkt es basenbildend. Sie erhalten es im Naturkostladen, Reformhaus oder gut sortierten Supermarkt. Es eignet sich auch gut zum »Kautraining«: Kauen Sie einen getrockneten Apfel- oder Ananasschnitz 20-, 30-, 40-mal. Sie werden staunen, wie lange man an einem Stück kauen kann.

? Zu welchen Anteilen soll ich meinen Basenbedarf aus Obst und Gemüse decken?

Der Anteil von Obst sollte nicht über 20 Prozent liegen. Decken Sie den Rest Ihres Bedarfs an Frischkost mit Gemüse. Essen Sie Obst am Vormittag, denn es enthält viel Zucker und Wasser und wird schnell durch die Verdauungswege geschleust. Trifft es im Darm auf unverdautes Gemüse, Käse, Fleisch, Wurst oder Brot aus früheren Mahlzeiten, gärt es und ruft Blähungen hervor.

TIPP

Obst und Rohkost

Essen Sie Obst und Rohkost in der ersten Tageshälfte. Beides ist ab etwa 14 Uhr schwerer verdaulich. Das liegt am Leberrhythmus (→ Seite 20). Die in vielen Ländern übliche Sitte, Obst als Dessert zu verzehren, ist im Hinblick auf die Verdauung nicht zu empfehlen.

? Sind Kartoffeln nur dann basenbildend, wenn ich sie als Pellkartoffeln esse?

Kartoffeln sind vor allem wegen ihres hohen Kaliumgehalts Basenlieferanten. Schon Ragnar Berg lobte die Kartoffel als Grundnahrungsmittel bei einer basenüberschüssigen Kost. Ihre unschlagbaren Vorteile: Sie schmeckt allen und macht fast ebenso satt wie Nudeln, da sie reich an Kohlenhydraten ist. Die Art der Zubereitung bestimmt allerdings, wie viele Basen die Kartoffel tatsächlich liefert. Salzkartoffeln (geschält und in Wasser gekocht) enthalten viel weniger basische Mineralien als Rohware, denn diese werden größtenteils mit dem Kochwasser weggegossen. In der Kartoffelsuppe bleiben die Mineralien dagegen weitgehend erhalten, da das Kochwasser ja mitverzehrt wird. Pellkartoffeln, vorzugsweise im Gemüsedämpfer gegart, sind am basenreichsten.

? Sind Kartoffeln auch als Pommes frites Basenlieferanten?

Der Kartoffelanteil in Pommes frites, die aus reinen Kartoffeln und nicht aus einer Püreemischung hergestellt sind, liefert Basen. Das Problem ist das Fett – weniger für den Säure-Basen-Haushalt als vielmehr für den Stoffwechsel insgesamt. Die Qualität der verwendeten Fette bei Pommes frites lässt meist zu wünschen übrig. Dies ist vor allem an Straßenständen, Bahnhöfen und Einkaufszentren der Fall. Eine gesunde Alternative sind Pommes aus dem Backofen. Hier brauchen Sie überdies viel weniger Fett als beim Frittieren. Schneiden Sie die Kartoffeln, mit oder ohne Schale, in Pommesgröße – dafür gibt es auch spezielle Pommesschneider. Legen Sie sie auf Backpapier auf dem Backblech aus, würzen sie und bepinseln sie mit etwas Oliven- oder Sonnenblumenöl. Im vorgeheizten Backofen in etwa einer halben Stunde goldgelb backen. Ein Lieblingsessen auch für Kinder!

? Warum sind frische Keimlinge eigentlich so basenbildend?

Wird ein Samen, die ruhende Form einer Pflanze, in Wasser gelegt, kommt es zur Aktivierung, und schon nach wenigen Tagen sprießen die ersten grünen Keimblättchen. Dieser Umwandlungsprozess vollzieht sich unter Bildung von Vitaminen und Enzymen. Frische Keimlinge gehören daher zu den besten Basenlieferanten. Um Ihre Versorgung mit Vitaminen, Mineralien und anderen bioaktiven Stoffen müssen Sie sich keine Sorgen machen, wenn Sie täglich frische Sprossen zu Salat oder Gemüse essen. Diese bekommen Sie in Gemüsegeschäften und Naturkostläden sowie in vielen Supermärkten. Die Keimlinge sollten aber sichtbar frisch sein. Am besten ist es deshalb, sie zu Hause selbst zu ziehen (→ rechte Seite).

? Sind Getreidesprossen Basenbildner?

In gekeimter Form werden alle Getreidearten zu Basenbildnern. Beim Keimen werden die im Korn enthaltenen Proteine in leicht verwertbare Eiweißbausteine (Aminosäuren) umgebaut. Die Mineralstoffe werden so verändert, dass sie vom Körper besser aufgenommen werden. Der Enzym- und Vitamingehalt im Keimling ist um ein Vielfaches höher als im ruhenden Korn.

? Sind Hülsenfrüchte in gekeimter Form weniger säurebildend?

Getrocknete Hülsenfrüchte eignen sich gut zum Keimen. Die Keimlinge wirken aufgrund ihres hohen Mineralstoffgehalts basenbildend. Wer sich purinarm ernähren möchte, sollte allerdings nicht zu viel davon essen.
Am empfehlenswertesten sind Kichererbsensprossen: Sie enthalten weniger Purine, sättigen und sind lecker.

Sprossenzucht auf der Fensterbank

- **Sie brauchen:** Ein Schraubglas oder mehrere für verschiedene Sorten. Sie erhalten im Naturkostladen oder Reformhaus Gläser mit Plastik- oder Metallverschluss – oder auch Plastikdeckel mit Schraubgewinde, die Sie einfach auf ein sauberes Gurkenglas schrauben. Der Deckel besteht aus einem Sieb, damit Sie die Sprossen bequem jeden Tag spülen können.

- **Geeignet zum Anfangen** sind etwa Sonnenblumenkerne, Linsen, Kichererbsen, Sojabohnen, Radieschen. Sehr kleine Samen (etwa Alfalfa) und solche, die leicht schleimig werden (etwa Leinsamen), erfordern etwas Erfahrung. Viele Samen behalten ihre Keimfähigkeit über sehr viele Jahre hinweg.

- **So geht's:** Je nach Packungsangabe weichen Sie eine bestimmte Menge Samen im Glas in kaltem Wasser ein, gießen dieses dann ab und spülen die Samen zweimal. Manche Sorten müssen nur gespült und nicht eingeweicht werden. Nach dem Spülen stellen Sie das Glas zum Abtropfen kopfüber in die Spüle. Wiederholen Sie das Spülen zweimal täglich. Je nach Sorte erscheinen ab dem zweiten Tag die ersten Keime, und die Sprossen können verzehrt werden. Etwa ab dem fünften Tag können die Sprossen gut abgetropft im Kühlschrank gelagert werden und halten sich dort knapp eine Woche.

- **Die wichtigsten Sorten:** Alfalfa (Luzerne), Amaranth, Bockshornklee, Braunhirse, Brokkoli, Buchweizen, Dinkel, Erbsen (»Erbsenspargel«), Fenchel, Gerste, Hafer, Hirse, Kichererbsen, Koriandersamen, Kresse, Leinsamen, Linsen, Mungobohnen, Radieschen, Reis (ungeschält), Rettich, Rosabi (Kohlrabiart), Rotklee, Rucola, Senf, Sesam (ungeschält), Sojabohnen, Sonnenblumenkerne, Weizen.

? Stimmt es, dass Tomaten nur roh basisch wirken?

Vollreife Tomaten sind Basenbildner, wirken aber gegart leicht säurebildend, da sie beim Kochen viele basenbildende Mineralstoffe verlieren – je stärker und je länger erhitzt, umso mehr. Tomaten sollten daher nicht »eingeköchelt« werden. Geben Sie bei Gemüsegerichten die Tomaten erst kurz vor Ende der Garzeit dazu.

TIPP

Kurzrezept Tomatensauce

Für eine leckere Tomatensauce schneiden Sie frische, reife Tomaten mit einem scharfen Messer in winzige Würfel. Diese erwärmen Sie nur kurz in einem Topf und geben frische Kräuter, Olivenöl, Salz und Pfeffer dazu.

? Ist Knoblauch ein Basenlieferant?

Knoblauch enthält viele basische Mineralstoffe. Manche vertragen ihn aber nicht gut oder reagieren sogar allergisch darauf. Für unsere Basenfastenkur empfehlen wir ihn nicht, da er sehr geschmacksintensiv ist und andere Aromen schnell überdeckt. Verwenden Sie ihn sparsam.

? Sind alle Pilze basenbildend?

Alle Pilze wirken basenbildend. Neben ihrem hohen Kaliumgehalt ist ihr hoher Eisengehalt erwähnenswert. Da Pilze schwer verdaulich sind, müssen sie sehr gut gekaut werden. Waldpilze enthalten immer noch radioaktives Cäsium aus dem Tschernobyl-Unfall. Weichen Sie daher lieber auf Zuchtpilze aus – davon gibt es ganz leckere: Austernpilze, Champignons, Egerlinge, Kräuterseitlinge, Limonenseitlinge, Rosenseitlinge und Shiitake.

? Warum sind Hülsenfrüchte Säurebildner?

Hülsenfrüchte enthalten mehr oder weniger viel Purine. Diese beeinflussen indirekt den Säure-Basen-Haushalt negativ (→ Seite 118 ff.). Zu den Hülsenfrüchten gehören alle Arten von Linsen, Bohnen, Erbsen und Kichererbsen (→ aber Seite 142 und 145).

? Sind auch grüne Bohnen und frische Erbsen säurebildend?

Grüne Bohnen und frische Erbsen sind in den meisten Tabellen als Basenbildner angegeben. Dies entspricht auch unseren Erfahrungen. Frische Bohnen haben einen geringen Puringehalt. Erbsen haben getrocknet und frisch den gleichen Puringehalt. Für die Basenwirkung spielt aber die Gesamtzusammensetzung, vor allem der niedrige Eiweißgehalt, eine entscheidende Rolle.

? Wie wirkt milchsauer vergorenes Gemüse auf den Säure-Basen-Haushalt?

Milchsauer vergorene Lebensmittel werden basisch verstoffwechselt. Die Milchsäurebakterien wirken günstig auf Darmflora und Verdauung. Milchsauer einlegen kann man neben Weißkraut auch Bohnen, Rote Bete und Gurken. In Korea isst man Kimshi, eine scharfe Vorspeise aus milchsaurem Chinakohl und Rettich.

W WICHTIG

Bei Histaminintoleranz kein Sauerkraut
Sauerkraut enthält viel Histamin – auch ein körpereigenes Gewebehormon, das bei allergischen Schüben freigesetzt wird. Bei Histaminintoleranz (oft lange unerkannt), kann Sauerkraut unangenehme Beschwerden machen.

Reine Pflanzenöle

? Welche Öle sind für die basenüberschüssige Kost empfehlenswert?

Kalt gepresste, schonend hergestellte Pflanzenöle gehören zur gesunden Ernährung. Sie wirken im Stoffwechsel neutral. Je nach Sorte enthalten Pflanzenöle einfach und mehrfach ungesättigte Fettsäuren in unterschiedlicher Kombination sowie Vitamin E. Die Öle sind unerhitzt am gesündesten. Unerhitzt am gesündesten sind Arganöl (auch geröstet), Haselnussöl (auch geröstet), Kürbiskernöl, Leinöl, Mandelöl, Traubenkernöl, Walnussöl (auch geröstet) und Weizenkeimöl. Zum schonenden Erhitzen geeignet sind Avocadoöl, Distelöl, Erdnussöl, Macadamiaöl, Olivenöl, Rapsöl, Sesamöl (auch geröstet) und Sonnenblumenöl, die Sie aber ebenfalls besser zu Salaten und Rohkost oder nach dem Dämpfen zum Gemüse geben sollten.

? Oliven gelten als basenbildend. Warum wirkt Olivenöl neutral?

Oliven sind starke Basenbildner, vor allem die vollreifen schwarzlila Oliven; die schwer verdaulichen geschwärzten Oliven erkennen Sie an dem Inhaltsstoff Eisengluconat. Die Früchte des Ölbaums enthalten viel wertvolles Öl, das viele Vitamine und Mineralien liefert, vor allem Eisen. Olivenöl – das Produkt der Pressung von Fruchtfleisch und Kernen – zeichnet sich durch seinen hohen Gehalt an mehrfach ungesättigten Fettsäuren aus wie übrigens auch das Rapsöl. Diese senken den Cholesterinspiegel. Obwohl Olivenöl aus den stark basischen Oliven hergestellt wird, wirkt sein Öl neutral, denn beim Pressen bleibt ein Trester zurück, der einen Großteil der basischen Mineralien enthält. Im Öl überwiegen die Fette, die eine neutrale Wirkung im Stoffwechsel haben.

Besondere Zutaten fürs basische Frühstück

? Was sind eigentlich Erdmandeln?

Die Wurzelknöllchen der im Mittelmeerraum wachsenden Erdmandel aus der Familie der Sauergräser erinnern an kleine Erdnüsse. Es gibt sie gemahlen oder als Flocken im Reformhaus und Naturkostladen als »Chufas-Nüssli« (spanischer Name der Erdmandel). Sie ersetzen mit ihrem süßen, leicht nussigen Geschmack die Getreideflocken im Müsli. Erdmandelflocken sind Bestandteil des basischen Müslis nach Wacker (→ Seite 204). Auch in den Joghurt gerührt schmecken sie lecker. Sie wirken basenbildend und enthalten darüber hinaus eine Menge Ballaststoffe (→ Seite 136 f.), B-Vitamine, Vitamin E und Mineralstoffe. Erdmandeln enthalten viele ungesättigte Fettsäuren wie die gesunde Linolsäure.

? Sind Blütenpollen Basenlieferanten?

Blütenpollen werden in keiner gängigen Säure-Basen-Tabelle erwähnt, sind aber zu den Basenlieferanten zu zählen. Wir empfehlen sie als bereichernde Zutat zu unserem basischen Müsli (→ Seite 204). Blütenpollen enthalten eine Fülle an Vitalstoffen, wie sie sonst nur in frischen Keimlingen zu finden ist. So wurden 22 verschiedene Aminosäuren in Blütenpollen gefunden, alle Vitamine, nahezu alle Mineralstoffe sowie viele andere Bioaktivstoffe. Besonders der Gehalt an Kalium, Zink und Silizium ist hervorzuheben. Zahlreiche Anwendungsbeobachtungen belegen den günstigen Einfluss auf das Immunsystem, den Hormonhaushalt und den Darm. Empfohlen werden sie auch gegen Wechseljahresbeschwerden, da einige Inhaltsstoffe hormonähnlich wirken. Vorsicht ist nur bei Pollenallergikern geboten, die auf bestimmte Arten allergisch reagieren können.

Gewürze, Salz und Essig

? Sind Gewürze basenbildend?

Gewürze gelten generell als Basenlieferanten. Auch getrocknete Kräuter sind Basenlieferanten, denn sie verlieren durch die Trocknung ihre Mineralstoffe nicht. Thymian und Glattpetersilie beispielsweise verfügen über einen sehr hohen Eisengehalt. Durch die Trocknung geht nur das (neutrale) Zellwasser der Pflanzen verloren. Auch intensive Gewürze, wie Chilipulver, Pfeffer oder Kreuzkümmel, enthalten viele basische Mineralien.

? Wie greift Salz in den Säure-Basen-Haushalt ein?

Obwohl Kochsalz chemisch neutral reagiert, hat ein überhöhter Kochsalzkonsum störenden Einfluss auf den Säure-Basen-Haushalt; das ergaben neuere Forschungen. Schon Ragnar Berg spricht von einer ungünstigen Wirkung des Kochsalzes. Ihm zufolge wird bei Konsum von zu viel Kochsalz (Natriumchlorid) der Überschuss an saurem Chlorid aus dem Kochsalzzabbau im Bindegewebe abgelagert und trägt dort zur vorzeitigen Gewebealterung bei.
Neuere Forschungen belegen, dass es bei hohem Kochsalzkonsum zu einer vermehrten Ausscheidung von Kalzium im Urin kommt. Es wurde gezeigt, dass bei dauerhaft salzreicher Ernährung die Knochendichte abnimmt und damit die Osteoporosegefahr steigt. Zu erwähnen ist in diesem Zusammenhang, dass der Kochsalzverzehr in den Industrieländern weit über dem täglichen Bedarf liegt. Für das Funktionieren des Kochsalzkreislaufs sind nur sehr geringe Salzmengen in der Nahrung notwendig (→ Seite 22). Salzarme Kost wirkt Basenverlust entgegen und ist daher ein Bestandteil der Osteoporosevorsorge und allgemein der basenüberschüssigen Ernährung.

TIPP

Salz – in Maßen genießen

Der Körper braucht sehr wenig Kochsalz: 1–2 g pro Tag genügen. 3–6 g werden dagegen meist empfohlen. Viele Menschen nehmen 10–30 g zu sich! So kommen Sie mit weniger Salz aus – ohne Abstriche beim Geschmack: Verwenden Sie Sesamsalz (Gomasio), reifes Gemüse, aromatische Pilze und viel frische Kräuter. Gutes Salz in kleinen Mengen, etwa Meersalz aus dem Naturkostladen oder superfeines Fleur de sel, hebt den natürlichen Geschmack der Speisen hervor. Mit der Zeit stellen sich zudem Ihre Geschmacksnerven um, sodass Sie den Salzkonsum weiter reduzieren können.

? Essig schmeckt sauer – wirkt er auch so?

Essig ist neben Milch und Nüssen in seiner Säure-Basen-Wirkung am meisten umstritten. Rein rechnerisch sollte Essig Basen bilden, da er im Stoffwechsel vollständig in den Zitronensäurezyklus einfließt. Zahlreiche Messungen des Chemikers Karl Glaesel (→ Seite 66 f.) widerlegen jedoch die vielfache Behauptung, Essig, insbesondere Obstessig, sorge für einen ausgeglichenen Säure-Basen-Haushalt. Glaesel führte zu diesem Zweck Urin-pH-Messungen mit Personen durch, die gerade eine Obstessigkur machten. Das Ergebnis glich den »unlebendigen« Profilen chronisch Kranker (→ Seite 65). Glaesel folgerte daraus, dass Essigsäure als schwache Säure zwar »abgeatmet« werden kann; er weist allerdings darauf hin, dass der Stoffwechsel größere Mengen Essigsäure aus der Nahrung nicht verarbeiten kann und diese also eine säuernde Situation hervorruft. Etwas Essig in der Salatsauce übersäuert nicht gleich den Organismus. Aber Essig liefert auch keine Basen. Deshalb hat er bei einer Entsäuerungskur nichts zu suchen.

Samen und Nüsse

? Sesam wird in manchen Tabellen als säurebildend angegeben. Stimmt das?

Sesam kann kein Säurebildner sein, denn er enthält viele basenbildende Mineralstoffe, allen voran Kalium. Sesam hat im Vergleich zu anderen Samen eine Fülle von Vitalstoffen und gibt Müsli, Salat und Gemüsegerichten eine Extraportion basische Mineralien. Sehr gut schmeckt Sesamsalz (Gomasio) – gerösteter gemahlener Sesamsamen mit wenig Salz. Sesamöl wirkt neutral und ist geröstet wie ungeröstet eine gesunde Delikatesse.

? Wirkt Leinsamen basenbildend?

Leinsamen ist bekannt als Quellmittel, das die Darmentleerung beschleunigt. Die Samen des Leins (Flachs) enthalten Leinöl, Eiweiß, Lezithin und einige Enzyme. Leinsamen hat keine ausgesprochen basische Wirkung, ist aber auch kein Säurebildner. Bei Darmträgheit ist daher aus Sicht der Säure-Basen-Bilanz nichts gegen Leinsamen einzuwenden. Gewarnt wird wegen des leichten Blausäuregehalts vor dem übermäßigen Verzehr von geschrotetem Leinsamen. In kleinen Mengen stellt auch dieser keine Gefahr da, sollte aber frisch geschrotet sein, da das Leinöl schnell ranzig wird.

? Die meisten Nüsse gelten als Säurebildner. Welche sind Basenbildner?

Nüsse sind kalorienreiche, aber auch vitalstoffreiche Nahrungsmittel. Nach Ragnar Berg weisen alle Nüsse einen Säureüberschuss auf, wobei er Mandeln und Haselnüssen nur einen schwachen zumisst. Remer und Manz haben für Haselnüsse einen leichten Basenüberschuss errechnet, Erdnüsse, Mandeln und Walnüsse gelten bei ihnen als säureüberschüssig. Diese Berechnungen beziehen sich auf den durchschnittlichen Gehalt an Mineralstoffen. Nüsse sind wertvolle Vitalstofflieferanten. Diejenigen, die einen Säureüberschuss aufweisen, gehören zu den guten Säurebildnern (→ Seite 139). Nach der ausführlichen PRAL-Formel sind frische Walnüsse, Macadamianüsse, Mandeln, Paranüsse, Pistazien und Zedernnüsse basenbildend.

? Ist die Kokosnuss basenbildend?

Unseren Beobachtungen zufolge sind die Kokosnuss, frische Kokosmilch sowie Kokosflocken leichte Säurebildner, obwohl sie recht viel basenbildendes Kalium enthalten. Ragnar Berg bewertete Kokos daher als leicht basisch. Man kann aber davon ausgehen, dass der relativ große Eiweißanteil zu einer leichten Säurewirkung führt. Auch der Fettgehalt, und damit die Kalorienmenge, ist beträchtlich. In Maßen genossen ist Kokosnuss aber ein wertvolles Lebensmittel und im Rahmen einer basenüberschüssigen Ernährung unbedenklich.

Getreide und Getreideprodukte

? Ist Getreide säure- oder basenbildend?

Ragnar Berg hat alle Getreidesorten als Säurebildner angesehen, ebenso Remer und Manz. Dies entspricht auch unseren jahrelangen Erfahrungen mit Basenfasten, das getreidefrei ist. Manche Therapeuten sind heute der Meinung, dass Dinkel und Hirse basenbildend sind. Nicht zuletzt hat die seit einigen Jahren gefragte Medizin nach der heilkundigen Äbtissin Hildegard von Bingen (1098–1179) zur Beliebtheit des Dinkels beigetragen. Dass er ein Säurebildner ist, widerspricht nicht seiner sonstigen gesundheitsfördernden Wirkung.

? Haben alle Getreidearten die gleiche Wirkung auf den Säure-Basen-Haushalt?

Die Wirkung von Getreide auf den Säure-Basen-Haushalt ist sehr unterschiedlich, denn jede Art hat einen anderen Gehalt an Mineralien. Für die Basenbildung verantwortlich sind besonders die basischen Kaliumsalze. In Vollkorngetreide ist der Mineraliengehalt in jedem Fall höher als in Weißmehlprodukten.

INFO

Klein und gesund

Je kleiner ein Getreidekorn ist, umso mehr Mineralstoffe enthält es und umso geringer ist der Anteil an säurebildendem Eiweiß darin. Hirse, Braunhirse und die Samen Amaranth und Quinoa sind also deutlich weniger säurebildend als etwa Weizen, Roggen, Hafer, Reis, Dinkel. Darüber hinaus sind vor allem Amaranth und Quinoa gut verträglich, da sie glutenfrei sind.

? Sollte man vor allem Weizen meiden?

Weizen eignet sich aufgrund seines hohen Kleberanteils (Gluten) bestens zum Backen. In Italien bezeichnet man Weizen (eigentlich *frumento*) mittlerweile meist schlicht als *grano* – was ganz allgemein Korn bedeutet. In Deutschland versteht man unter dem Begriff Mehl meist automatisch Weizenmehl. Wegen der großen Nachfrage wird das Saatgut zum Schutz vor Schädlingen immer weitergezüchtet. Dadurch hat sich nebenbei der Glutengehalt im Laufe der Jahre erhöht, was Menschen mit einer Glutenunverträglichkeit negativ zu spüren bekommen. Es ist also nicht nur aus Sicht des Säure-Basen-Haushalts ratsam, zugunsten anderer Getreidesorten weniger Weizen zu verzehren (→ vorige Frage).

Welche Brotsorten sind zu bevorzugen?

Weißmehlbrot ist in den meisten Fällen aus Weizen gebacken. »Dunkle« Brote sind nicht automatisch gesünder. Sie enthalten entweder eine Beimischung von Roggen, einem von Haus aus dunkleren Korn, oder sie sind mit Malz gefärbt. Auch Brot mit Sojazusatz ist dunkel. »Dunkel« heißt daher nicht, dass es sich um ein Vollkornbrot handelt. Für echtes Vollkornbrot werden ganze Getreidekörner mit Schale geschrotet oder gemahlen: Weizen, Roggen oder Dinkel, Hafer mit Weizenbeimischung, Gerste mit Dinkel- oder Roggenbeimischung oder anderes. Als Getreideprodukt ist Brot säurebildend. Der Stellenwert eines Brots für den Säure-Basen-Haushalt bemisst sich nach seinem Mineraliengehalt. Ein Brot aus dem vollen Korn – ob aus Weizen, Dinkel oder Roggen – ist in jedem Fall reicher an basischen Mineralstoffen als Weißmehl- oder Mischbrot. Gesund und weniger säurebildend ist Vollkornbrot aus Dinkel und mit Hirsebeimischung. Das sogenannte *Essener Brot* ist nahezu basisch. Es wird aus vorgekeimtem Getreide, meist aus Weizen, Dinkel, Gerste oder Roggen, hergestellt und bei niedriger Temperatur nur getrocknet. Es enthält von allen Brotsorten die meisten Mineralstoffe.

INFO

Hefe

Hefe hat die Eigenschaft, Kohlenhydrate wie Mehl und Zucker durch Vergärung abzubauen. Dabei entstehen (neutral wirkendes) Wasser und Kohlendioxid. Letzteres reagiert zwar im Organismus als Säure, wird aber durch die Lunge ausgeatmet, weshalb es die Säure-Basen-Bilanz nicht stört – zumindest nicht in den Mengen, in denen es in der Hefe gebunden gewöhnlich in unseren Nahrungsmitteln enthalten ist.

? Ist Kartoffelbrot basenbildend?

Kartoffelbrot enthält zwar einen gewissen Anteil an basisch wirkenden Kartoffeln, besteht aber im Wesentlichen aus Weizenmehl. Daher ist Kartoffelbrot auch säurebildend – vor allem dann, wenn das verwendete Weizenmehl ein Auszugsmehl ist, dem die mineralienreiche Hülle des Getreidekorns fehlt.

? Soll ich Brot durch Reiswaffeln ersetzen?

Reiswaffeln sind, da sie im Wesentlichen aus säurebildendem Reis bestehen, ebenfalls säurebildend, auch wenn sie als Zusatz Sesam, Hirse oder Amaranth enthalten. Sie sind gedacht als Alternative zu Brot vor allem für Menschen, die auf glutenfreie Kost ausweichen müssen, weil sie gegen Klebereiweiß allergisch sind. Für Kinder sind Reiswaffeln eine gute Alternative zu Süßigkeiten oder zu Weißmehlgebäck wie Brötchen, Laugenbrezeln und Keksen. Aus gesundheitlicher Sicht sind die ungesalzenen Reiswaffeln den gesalzenen vorzuziehen. Reiswaffeln sind zwar keine Basenbildner, gehören jedoch zu den »guten Säurebildnern« (→ Seite 139).

? Wirkt Brottrunk basenbildend?

Kanne Brottrunk ist ein milchsauer vergorenes Getränk, für das Sauerteig mit Brotgetreidesäurenbakterien vergoren wird. Verwendung findet dabei Getreide aus biologischem Anbau. Durch Vergärung von Roggen, Weizen und Hafer gelang es Wilhelm Kanne 1979, ein milchsaures Gärungsprodukt herzustellen, das basisch verstoffwechselt wird. Es ist reich an Mineralien und Vitaminen. Laut Wilhelm Kanne findet man in einem Milliliter Brottrunk eine bis fünf Millionen kolonienbildende Brotgetreidesäurebakterien. Sie sind den Milchsäurebakterien verwandt und üben eine vergleichbare oder sogar bessere

Wirkung auf den Darmtrakt und das Immunsystem aus. Viele Untersuchungen belegen, wie effektiv die Wirkung des preiswerten Getränks auf Darm und Immunsystem selbst bei hartnäckigen allergischen Erkrankungen ist. Für manche Allergiker stellt sich allerdings die Frage, ob im Brottrunk noch Gluten (Klebereiweiß) enthalten ist. Wir haben Wilhelm Kanne gefragt: Es ist gerade so viel Gluten darin, dass Brottrunk nicht mehr als glutenfrei gilt. Als glutenfrei dürfen nur Lebensmittel bezeichnet werden, die maximal 20 ppm (*parts per million;* Gewichtsteile je Million) Gluten enthalten. Wer eine starke Glutenunverträglichkeit hat (Zöliakie, Sprue), kann empfindlich reagieren. Mehr Infos finden Sie unter www.dzg-online.de.

? Ist Hafermilch basenbildend?

Einige Buchautoren zählen Hafer zu den basischen Getreidesorten. Das kann so nicht bestätigt werden. Hafer ist wie alle Getreide ein Säurebildner – schon allein aufgrund seines hohen Eiweißgehalts. Da Vollkornhafer jedoch viele basische Mineralien enthält, zählen wir ihn zu den »guten Säurebildnern«. Wir empfehlen Hafermilch allen, die Kuhmilchprodukte nicht vertragen und eine gute Alternative dazu suchen. Hafermilch ist unserer Erfahrung nach leichter verdaulich als Sojamilch, weshalb wir sie Milchallergikern empfehlen.

? Wie wirkt Reismilch auf den Säure-Basen-Haushalt?

Reismilch, aus Reis und Wasser hergestellt, ist wie Reis ein Säurebildner. Sie ist aber leichter verdaulich als Milch oder auch Sojamilch. Reismilch sollte keine Zusatzstoffe enthalten, etwa Zucker, künstliche Aromen oder zugesetzte Fette. Achten Sie beim Einkauf darauf.

Milch und Milchprodukte

? Milch ist in manchen Tabellen als basenbildend ausgewiesen, in anderen als säurebildend. Was stimmt denn nun?

Die Tabellen von Remer und Manz und die von Ragnar Berg stufen Milch als leicht basisch ein. Das trifft aber nur zu, wenn es sich um Rohmilch, also um nicht pasteurisierte Milch handelt. Zu Ragnar Bergs Zeiten war diese noch weitverbreitet. Heute handelsübliche Milch ist pasteurisiert oder als H-Milch ultrahocherhitzt. Beide Verfahren verändern die Milch chemisch und machen ihre Säurewirkung aus. Rohmilch, oft Vorzugsmilch genannt, finden Sie noch in einigen Reformhäusern oder können sie bei Bauern direkt beziehen. Auch Rohmilchprodukte, wie Rohmilchkäse, sind leicht basenbildend.

? Sind Joghurt und Quark säurebildend?

Auch Joghurt und Quark sind Säurebildner, denn sie enthalten beträchtliche Mengen an Eiweiß. Die fettarmen Versionen Magerjoghurt und Magerquark enthalten ebenso viel Eiweiß wie die vollfetten Produkte. Wenn Sie Kuhmilchprodukte lieben, sind Joghurt und Quark aber eine gute Alternative zur Milch, da sie leichter verdaulich sind.

? Sind auch Ziegen- und Schafsmilch Säurebildner?

Wie Kuhmilch sind sie als Rohmilch(-produkte) basenbildend, in pasteurisierter Form säurebildend. Im Rahmen einer vollwertigen Ernährung sind Ziegen- und Schafsmilch sowie deren Produkte denen aus Kuhmilch vorzuziehen, da ihr Eiweiß besser verdaulich ist. Auch lösen sie seltener Allergien aus.

? Wenn ich mich basenüberschüssig ernähren möchte, sollte ich nicht so viele Milchprodukte verzehren. Aber bekomme ich dann genug Kalzium?

Die Meinung, dass Milch der wichtigste Kalziumlieferant und damit der wirksamste Schutz gegen Osteoporose sei, hält sich hartnäckig. Der Konsum von Milchprodukten in den Industrieländern ist in den vergangenen Jahren drastisch angestiegen – zugleich aber auch die Anzahl der Osteoporosefälle! Es gibt zahlreiche andere Kalziumquellen unter den pflanzlichen Lebensmitteln: Rucola, Sesam, auch Sesamsalz, Mandeln, Kresse, Grünkohl, Kichererbsen, getrocknete Feigen, Petersilie, Schnittlauch, Brennnessel, Löwenzahn. Ihr Vorteil: Sie enthalten teilweise viel mehr Kalzium als Kuhmilch, das noch dazu vom Körper leichter und vollständig aufgenommen werden kann. Um Ihren Kalziumbedarf zu decken, brauchen Sie keine Milch. Sie ist eigentlich ein Säuglingsnahrungsmittel: Kuhmilch dient dem Kälbchen zum Wachsen und enthält daher viele Nährstoffe. Für einen Erwachsenen ist sie ein zu konzentriertes Lebensmittel und sollte daher allenfalls zu Genusszwecken und sehr mäßig verzehrt werden. Sie brauchen Milch also nicht unbedingt, können sich aber durchaus den einen oder anderen Cappuccino oder gelegentlich ein Milcheis gönnen.

W WICHTIG

Milch gegen Osteoporose?

Bei verstärkter Eiweißzufuhr wird mehr Kalzium im Urin ausgeschieden. Ein zu hoher Eiweißanteil in der Nahrung führt also zu Kalziumverlusten (→ Seite 84). Milch enthält viel tierisches Eiweiß. Durch Kalziumverlust steigt die Osteoporosegefahr – die man durch einen gesteigerten Milchkonsum gerade abwenden möchte!

Ist Sahne ebenso säurebildend wie Milch?

Sahne wird von Remer und Manz als etwa so säurebildend wie Milch eingestuft. Auch hier gilt also: in Maßen genießen – schon wegen des hohen Kaloriengehalts!

Sind alle Käsesorten gleich säurebildend?

Alle Käsesorten liegen deutlich im sauren Bereich, wobei nach Remer und Manz Sorten wie Cheddar oder Parmesan noch um einiges stärker säurebildend wirken als zum Beispiel körniger Frischkäse. Allein Käse aus Rohmilch wirkt leicht basenbildend.

Wird Butter basisch verstoffwechselt?

Butter gilt sowohl bei Ragnar Berg als auch bei Remer und Manz als leicht säurebildend. Butter aus Rohmilch soll aber einen leichten Basenüberschuss haben. Handelsübliche Butter ist pasteurisiert, also keine Rohmilchbutter. Dennoch ist sie der Margarine vorzuziehen. Abzuraten ist zudem von Kokosfetten und Schweineschmalz beim Kochen – beides Säurebildner mit ungesunden gesättigten Fettsäuren.

INFO

Margarine – ein Kunstprodukt

Da Margarine aus Fetten besteht, ist sie nur leicht säurebildend. Sie belastet aber den Stoffwechsel, weil die Fette chemisch verändert sind. Bei der Verarbeitung entstehen Transfettsäuren, die der Körper nicht abbauen kann und die etwa die Entstehung von Arteriosklerose begünstigen. Hersteller von Reformhausmargarine versichern, dass ihre Produkte keine Transfettsäuren enthalten – jedoch sind darin große Mengen ungesundes Kokosfett enthalten.

Ist Molke basenbildend?

Molke oder Käsewasser ist die durchsichtige Flüssigkeit, die bei der Käseherstellung anfällt. Die gesundheitsfördernden Eigenschaften der Molke werden oft gelobt. Sie wird häufig als basisch bezeichnet; auch bei Ragnar Berg. Dies scheint aber nur für Molke aus Rohmilch zu gelten. Molke ist eiweißarm und enthält viel Kalium, Kalzium, Phosphor und B-Vitamine. Man unterscheidet zwischen Sauer- und Süßmolke. Zur Herstellung der Sauermolke wird Süßmolke mit Milchsäurebakterien versetzt, was den gesundheitlichen Wert der Molke erhöht. Insgesamt ist Molke kein nennenswerter Basenlieferant, dennoch ein empfehlenswertes Lebensmittel und der Milch von Kuh, Ziege und Schaf vorzuziehen.

Wirkt sich Milchkefir günstig auf den Säure-Basen-Haushalt aus?

Kefir gehört zu den gärfähigen Mikroorganismen, vergleichbar der Hefe oder dem Kombuchapilz. Für die Herstellung von Milchkefir wird die sogenannte Kefirknolle mit Milch angesetzt, vorzugsweise mit H-Milch. Es handelt sich bei der Gärung des Milchkefirs überwiegend um eine Milchsäuregärung, bei der Milchsäure und Kohlensäure entstehen, sowie um eine alkoholische Gärung, weshalb Milchkefir einen minimalen Alkoholgehalt hat. Die milchsaure Gärung wird allgemein als eher basenbildend angesehen. Die im Kefir enthaltenen Mikroorganismen, allen voran die Milchsäurebakterien, haben nachweislich einen günstigen Einfluss auf die Darmflora, wobei das Kombuchagetränk (→ Seite 167) zu bevorzugen ist, da das Getränk ohne die industriell veränderte H-Milch hergestellt wird und kaum noch Zuckerreste enthält. Übrigens gibt es auch Wasserkefir, der aber nicht im Handel ist, weshalb Sie ihn selbst herstellen müssen (→ Seite 167).

Fleisch, Fisch und Eier

? Wirken Eigelb und Eiweiß gleichermaßen säurebildend?

Eier sind in allen Tabellen als säureüberschüssig bewertet. Remer und Manz führen in ihrer Formel besonders das Eigelb als sauer. Das Eiweiß ist ihrer Berechnung zufolge weniger sauer. Generell wird empfohlen, mit dem Verzehr von Eiern zurückhaltend zu sein – nicht zuletzt, weil Eigelb den Cholesterinspiegel hebt. Auch im Rahmen einer basenüberschüssigen Ernährung sollten Eier nicht täglich gegessen werden.

? Gibt es bei Fleisch und Fisch nennenswerte Unterschiede in der Säurebildung?

Für die Säurewirkung von Fleisch und Fisch ist der Eiweißgehalt ausschlaggebend. Er variiert von Sorte zu Sorte nur geringfügig. Auch der Puringehalt der meisten Fleisch- und Wurstsorten ist ähnlich – besonders viel davon ist beim Geflügel übrigens in der Haut enthalten. Putenfleisch ist so säurebildend wie Schweine- oder Rindfleisch, Lamm, Wild oder Fisch. Therapeuten, die mit der Blutuntersuchung im Dunkelfeld nach Enderlein (→ Seite 51) arbeiten, sehen jedoch Unterschiede: Nach Enderleins Betrachtungsweise ist die Blutstruktur von Schwein, Rind, Lamm und anderen Säugetieren der des Menschen ähnlich und führt bei hohem Konsum zu einer Blutverdickung (Zunahme der Blutviskosität). Zu dickes Blut ist ein entscheidender Faktor bei der Entstehung von Durchblutungsstörungen, Bluthochdruck und Infarkten. Tatsächlich gibt es in der Praxis zahlreiche Zusammenhänge zwischen hohem Fleischkonsum (von Säugetieren) und Herz-Kreislauf-Erkrankungen. Daher sind Geflügel und Fisch zu bevorzugen, und zwar vor allem einheimische Ware aus naturnaher Haltung.

Süßmittel und Süßigkeiten

? Wie beeinflusst Zucker den Säure-Basen-Haushalt?

Zucker reagiert chemisch neutral. Er beeinflusst die Säure-Basen-Bilanz nicht direkt. Dennoch ist er ein Säurebildner, denn er führt bereits im Mund in Verbindung mit den dort lebenden Bakterien zu einer Säurebildung und fördert Karies. Zu viel Zucker trägt zur Entstehung einer chronischen Übersäuerung bei, wie zahlreiche Beobachtungen der Erfahrungsmedizin gezeigt haben.

? Ist die Säurewirkung von raffiniertem und unraffiniertem Zucker verschieden?

Haushaltszucker, der aus der Zuckerrübe gewonnen wird, findet sich in allen Fertigprodukten, die laut Zutatenliste Zucker enthalten. Dieser Zucker ist raffiniert, also chemisch behandelt. Die Mineralien aus der Zuckerrübe gehen dabei verloren. Bei Puderzucker, Kandiszucker und Hagelzucker handelt es sich um gewöhnlichen Haushaltszucker in verschiedenen Korngrößen. Weniger säurebildend ist unraffinierter Zucker aus Zuckerrübe oder aus Zuckerrohr (»Rohzucker«).

? Ist Honig weniger säurebildend als Haushaltszucker?

Honig enthält sehr viel Zucker, sogenannten Invertzucker, der zu gleichen Teilen aus Traubenzucker und Fruchtzucker besteht, was den Honig zu einem Säurebildner macht. Im Gegensatz zu gewöhnlichem Haushaltszucker finden sich im Honig aber viele Mineralstoffe, Vitamine und bioaktive Stoffe, die von gesundheitlichem Nutzen sind. Hervorzuheben ist dabei vor allem der hohe Gehalt an Eisen, Zink und B-Vitaminen.

Im Honig findet sich immer auch eine gewisse Menge an gesunden Blütenpollen (→ Seite 147). Aus gesundheitlicher Sicht ist echter Honig in jedem Fall dem Haushaltszucker vorzuziehen. Je nach Herkunft des Honigs – zum Beispiel aus Wiesenblüten, Rapsblüten, Linden- oder Kastanienblüten – schwanken die Mengen an Mineralien, Vitaminen, Bioaktivstoffen und Enzymen.

? Was ist eigentlich Stevia?

Stevia ist eine brasilianische Pflanze. Die Süßkraft der Blätter ist um das Dreihundertfache stärker als die des Haushaltszuckers, und Stevia enthält keine Kalorien. Es ist seit einigen Jahren auch bei uns als Lösung und als Pulver im Bioladen oder Reformhaus erhältlich.
Zu Ragnar Bergs Zeiten war Stevia noch nicht bekannt und wurde daher von ihm nicht bewertet. Auch in den Tabellen von Remer und Manz ist es nicht verzeichnet. Da die Inhaltsstoffe nicht in anerkannten Lebensmitteltabellen enthalten sind, kann über die Wirkung auf Säure-Basen-Haushalt und Gesundheit noch keine Aussage getroffen werden.

? Welches Süßmittel ist empfehlenswert, wenn ich auf Zucker verzichte?

Es gibt inzwischen so viele Alternativen zum gewöhnlichen Haushaltszucker, dass eine kleine Übersicht hilfreich ist (→ Tipp rechts).
Wir empfehlen einheimischen Honig – vorzugsweise Biohonig. Seine wertvollen Inhaltsstoffe machen ihn zu einem »guten Säurebildner«. Auch Rohzucker, Apfel- und Birnenkraut, Ahornsirup oder Agavendicksaft sind gute Alternativen. Es gilt: Je weniger ein Süßmittel erhitzt, pasteurisiert oder sonstwie behandelt worden ist, umso günstiger ist es zu bewerten.

TIPP

Alternativen zu weißem Haushaltszucker
Agavendicksaft, guter Ahornsirup, Apfel- und Birnenkraut und -dicksaft, Dattelmark, Frutilose, Honig, Manioksirup, Mascobado, Melasse (eisenreich!), Rohrohrzucker, Rohzucker aus der Zuckerrübe, Topinambur, Ursüße und Weizensirup (beide geeignet für Diabetiker), Zuckerrübensirup

? Ist Kakao basisch?

Reiner Kakao soll ein Basenbildner sein. Nach Ragnar Berg hat er, je nachdem ob stark oder weniger stark entölt, einen mehr oder weniger starken Basenüberschuss. Untersuchungen haben ergeben, dass Kakao günstige Wirkungen auf Herz und Gefäße hat. Auch soll der Cholesterinspiegel mit reinem Kakao zu senken sein. Auf die Zubereitung kommt es an: Reines Kakaopulver, mit heißem Wasser, etwas Rohzucker und eventuell einem Teelöffelchen Sahne angerührt, ist eine gesündere Alternative zu zuckerreichen Fertigprodukten. Kakao enthält übrigens geringe Mengen Koffein.

? Ist Schokolade gesund?

Gesund wirkt nur Bitterschokolade. Je heller, desto ungesünder und säurebildender ist Schokolade. »Weiße Schokolade« besteht nur aus Zucker und Kakaobutter. Milch- und Vollmilchschokolade enthalten 14–30 Prozent Kakao, Halbbitterschokolade mindestens 43 Prozent. Lediglich Bitterschokolade mit 60–85 Prozent Kakaoanteil ist nur leicht säurebildend und hat viele gesundheitsfördernde Eigenschaften des Kakaos. Kaufen Sie Schokolade aus Bioanbau und fairem Handel, denn für konventionelle Ware müssen Kinder und Erwachsene unter oft unmenschlichen Bedingungen arbeiten!

INFO

Lezithin in Schokolade

Um die Konsistenz und andere Eigenschaften von Schokolade zu verbessern, kommt häufig Lezithin zum Einsatz. Lezithine sind Fette (Lipide), die neutral auf den Säure-Basen-Haushalt wirken. Sie werden heute hauptsächlich aus Sojaöl gewonnen. Außer in Schokolade findet man sie zum Beispiel in Brot und Backwaren, Margarine und Fertiglebensmitteln. Als Lebensmittelzusatzstoff hat es die E-Nummer 322. Da es ein Gegenspieler zum Cholesterin ist, wird es auch als diätetisches Lebensmittel eingesetzt – vor allem in Margarine. Lezithin wird als Energielieferant für Muskeln, Nerven und Gehirn gebraucht. Als Nahrungsmittelzusatz ist es jedoch nicht notwendig, wenn man sich durch eine ausgewogene Ernährung mit ausreichend Nährstoffen versorgt. Zu bedenken sind der chemische Herstellungsprozess und die Massenproduktion aus Soja, dessen Anbau wegen der Gentechnik und der wirtschaftlichen Ungerechtigkeit (Anbau in armen Ländern) zunehmend in die Kritik gerät.

? Ist Carob eine gesündere Alternative zu Schokolade?

Carob ist das Fruchtmark des Johannisbrotbaums. Es enthält viele Ballaststoffe, bioaktive Stoffe und Mineralstoffe. Seine Säure-Basen-Bilanz ist bislang nicht berechnet worden. Man kann aber davon ausgehen, dass Carob ein Basenbildner ist. Tests haben ergeben, dass Carob geeignet ist, den Cholesterinspiegel drastisch zu senken. Langzeitstudien dazu stehen allerdings noch aus. Es hat sich zudem gezeigt, dass Carob die Fettverbrennung ankurbeln kann. Dies sind zwei sehr erfreuliche Eigenschaften, die Sie aber nicht davon abhalten sollten, sich vor allem mit viel Obst und Gemüse zu ernähren.

Lebensmittel der asiatischen Küche

? Sind Sojaprodukte basenbildend?

Die Sojabohne und aus ihr hergestellte Produkte wie Tofu enthalten Eiweiße in hoher Konzentration und sind säurebildend. Dies gilt auch für Sojajoghurt, -pudding und -eis, die oft Zusatzstoffe enthalten und dann keine natürlichen Nahrungsmittel mehr sind. Die Sojabohne ist die purinreichste unter den Hülsenfrüchten. Lediglich Sojasauce und Tofu enthalten so geringe Mengen an Purin, dass sie zu den nur leicht säurebildenden Lebensmitteln gehören. Sojakeimlinge dagegen sind, wie alle Keimlinge, Basenbildner. Soja und Sojaprodukte sind im Rahmen einer purinarmen Diät bei Gicht nicht erlaubt!

TIPP

Sojaprodukte – Ja oder Nein?

Die Sojabohne aus Asien enthält hochwertiges Eiweiß, das der Körper optimal verwerten kann. Soja wirkt, vor allem wegen seines Gehalts an bioaktiven Stoffen, Wechseljahresbeschwerden der Frau entgegen und ist eine Alternative zur umstrittenen Hormonersatztherapie. Übermäßiger Verzehr von Soja(-Produkten) ist aber nicht ratsam, weil die hohe Konzentration an Eiweiß die Allergiebereitschaft fördert. Wenn Sie auf Kuhmilch verzichten wollen oder müssen, wählen Sie als Ersatz abwechselnd Ziegen-, Schafs-, Reis-, Hafer- und Sojamilch.

Das in unseren Breiten bekannteste Sojalebensmittel ist Tofu. Er wird durch Gerinnung aus dem flüssigen Extrakt der Sojabohne hergestellt. Oft wird er anstelle von Fleisch verwendet. Tofu bietet sich an, wenn die übrige Nahrung zu wenig Eiweiß enthält. Achten Sie auf gute Bioqualität. Nur Veganer und Makrobiotiker sollten Tofu und andere Sojaprodukte unbedingt verwenden.

? Ist Sojasauce empfehlenswert?

Die klassische Sojasauce wird nach uralten Rezepten aus Wasser, Sojabohnen, Getreide (Reis und Weizen) und Salz hergestellt. Das Getreide wird mit Mikroorganismen fermentiert. Achten Sie auf gute Bioqualität; industriell in großen Mengen hergestellte Sojasauce weist eine deutlich geringere Qualität auf. Der hohe Salzgehalt von Sojasauce wirkt sich nachteilig auf den Säure-Basen-Haushalt aus. Während einer Entsäuerungskur sollte, wenn überhaupt, nur hochwertige Sojasoße in kleinen Mengen verwendet werden.

? Ist Miso basenbildend?

Miso ist eine fermentierte Soja- oder Getreidepaste (aus Gerste, Weizen oder Reis). Mehrere Studien haben eine krebshemmende Eigenschaft von Miso nachgewiesen. Die Mikroorganismen der Fermentation, vor allem die Milchsäuren, verbessern das Darmmilieu und damit auch das Immunsystem. Miso dürfte leicht basenbildend sein und ist ein gesundes, wohltuendes Nahrungsmittel, das in Asien oft auch als Suppe zum Frühstück verzehrt wird. Wie bei Sojasauce gibt es auch hier große Qualitätsunterschiede!

? Wirken Algen basenbildend?

Algen sind basenbildende Lebensmittel. Aus der makrobiotischen Küche kennt man zahlreiche Sorten wie Nori, Wakame und Hijiki. Wertvoll sind Algen wegen ihres Gehalts an Jod, Kalzium und Eisen. Populär geworden sind in den vergangenen Jahren Nahrungsergänzungsmittel auf Algenbasis, die von unterschiedlicher Qualität sind. Man sagt Algen nach, dass sie auf Darm und Bindegewebe entgiftend wirken, weshalb sie in der Erfahrungsmedizin zur Schwermetallentgiftung eingesetzt werden.

? Sind Umeboshi-Aprikosen basenbildend?

Umeboshi-Aprikosen, die Früchte des japanischen Ume-Baumes, wirken basenbildend. Bei uns sind sie als milchsauer vergorene Früchte im Naturkostladen erhältlich. Die Aprikosen werden in Shisoblätter und Salz eingelegt und der milchsauren Gärung ausgesetzt. Die köstlichen Gewürzfrüchte haben einen hohen Wert für die Darmgesundheit. Milchsauer vergorenes Sauerkraut oder milchsauer vergorene Rote Bete haben aber den gleichen Effekt – und sind erschwinglicher.

? Wie ist Wasserkefir zu bewerten?

Wasserkefir (auch als »japanische Meereskristalle« bezeichnet) ist eine Gemeinschaft von Mikroorganismen, von Bakterien und Hefen, die zusammen mit Wasser und Zucker eine Milchsäuregärung in Gang setzen können. Sie können sich damit das Getränk selbst zubereiten unter Zugabe von Zucker und Zitronenscheiben sowie getrockneten Feigen, Aprikosen oder Rosinen. Dabei entsteht prickelnde Kohlensäure. Da die Gärzeit relativ kurz ist, bleibt viel unvergorener Zucker zurück, was vor allem Diabetiker beachten sollten.

? Wie wirkt Kombucha?

Der Kombuchateepilz besteht aus Bakterien und Hefe und kann daher einen Gärprozess in Gang setzen. Der Pilz ist ein Verwandter des Wasserkefirs. Er hat im Vergleich zu Milch- und Wasserkefir eine längere Gärzeit, das heißt, der Zucker wird vollständiger abgebaut. Neben Milchsäure produziert Kombucha auch Glukuronsäure, die in der Lage ist, verschiedene Giftstoffe zu binden, weshalb man dem Kombuchagetränk eine entgiftende Wirkung nachsagt. Eine positive Wirkung auf den Darm hat er aufgrund der Milchsäurebakterien allemal.

Getränke im Test

? Wirkt Wasser basenbildend?

Wasser enthält je nach Herkunft verschiedene Mineralienzusammensetzungen, und die verschiedenen Wässer schmecken sehr unterschiedlich. Wasser, das viele Mineralien enthält, vor allem Kalium, ist basisch. Laut Remer und Manz wirken einige Quellwässer und Mineralwässer leicht basisch. Allein in Deutschland gibt es über 200 Mineralbrunnen, die insgesamt über 500 verschiedene Markenwässer liefern. Meerwasser ist übrigens basisch, wenn es sich auch nicht zum Trinken eignet.

? Kann ich nicht einfach Leitungswasser trinken?

Wenn Sie in einem Schweizer Bergdorf leben und keine Kupfer- oder Bleileitungen im Haus haben, ist Ihr Leitungswasser sicher sehr gesund. Wenn Sie aber in einer Stadt leben, womöglich in einem Altbau mit alten Bleirohren, dann ist Ihr Wasser zwar keimfrei, aber nicht unbedenklich für Ihre Gesundheit; vor allem wenn es aus mehreren Quellen zusammengemischt wird und lange Strecken zurücklegen muss.
Für den Säure-Basen-Haushalt stellt es besonders dann eine Belastung dar, wenn es große Mengen an Sulfat, Phosphat und Chlorid enthält. In vielen Großstädten enthält Leitungswasser zudem Arzneimittelrückstände, die ebenfalls negative Auswirkungen auf den Säure-Basen-Haushalt und die Gesundheit insgesamt haben können. Wir raten daher in den meisten Fällen vom Trinken großer Mengen Leitungswasser ab. Bereiten Sie auch Ihren Tee lieber mit stillem Quellwasser zu, schon allein wegen des besseren Aromas. Der beim Wasserversorger erfragbare pH-Wert des Wassers verrät schließlich nicht, was sich sonst noch alles darin befindet.

? Soll man Wasser mit wenig oder mit viel Mineralgehalt trinken?

Diese Frage lässt sich nicht allgemeingültig beantworten. Viele Therapeuten sind der Ansicht, dass Mineralien aus dem Trinkwasser vom Körper nicht so gut aufgenommen werden können wie aus pflanzlicher Nahrung. Dies scheint damit zusammenzuhängen, dass Mineralstoffe, die in Pflanzen gebunden sind, leichter löslich und verwertbar sind. Untersuchungen haben ergeben, dass die Mineralien nicht aus jedem Trinkwasser gleich gut aufgenommen werden. Je nach Quelle enthält das Wasser feinstofflich verteilte Mineralien, die der Körper entsprechend besser aufnehmen kann. Solche Quellen sind allerdings selten. Um sicherzugehen, dass Sie genügend Mineralstoffe bekommen, sollten Sie sich daher ausgewogen mit reichlich pflanzlicher Kost ernähren. Da zudem mineralienarme Wässer die Ausschwemmung von Schadstoffen aus dem Körper begünstigen, empfehlen wir Ihnen diese.

? Gibt es einen Unterschied zwischen Quellwasser und Mineralwasser?

Alle Mineralwässer sind Quellwässer. Mineralwässer enthalten einen regional sehr unterschiedlichen Gehalt an Mineralstoffen, die ihnen einen salzigen bis seifigen Geschmack verleihen. Mineralwässer werden oft aus tiefen Gesteinsschichten hochgepumpt und unter Druck abgefüllt. Zudem wird dem Wasser häufig Kohlensäure zugesetzt (→ Seite 170). Reines Quellwasser kann dagegen sehr mineralienarm sein und wird im Idealfall nicht unter Druck abgefüllt, was seine Qualität verbessert. Unsere Erfahrungen haben gezeigt, dass mineralienarme Quellwässer sich hervorragend zur Entsäuerung, aber auch für den täglichen Gebrauch eignen. Auf dem Etikett sind sie als Quellwasser ausgewiesen.

? Wirkt Wasser mit Kohlensäure säuernd?

Kohlensäurehaltiges Wasser ist Quellwasser mit mehr oder weniger Mineraliengehalt, dem Kohlensäure zugesetzt ist. Kohlensäure ist eine anorganische Säure, die auch im Stoffwechsel Säurewirkung hat. Ein Glas Sprudelwasser allein bringt den Säure-Basen-Haushalt sicher nicht aus dem Gleichgewicht. Wenn Sie aber allgemein die Zufuhr von Säurebildnern drosseln und sich basenbetont ernähren möchten, sollten Sie auf stilles Wasser umsteigen. Ein Vorteil des stillen Wassers: Sie können viel mehr davon trinken als von kohlensäurehaltigem Wasser, weil das lästige Aufstoßen wegfällt. So erreichen Sie damit die empfehlenswerten zwei bis drei Liter pro Tag eher. Und, nicht zu vergessen: Zu viel Kohlensäure belastet den Magen.

? Sind Säfte im Rahmen einer basenüberschüssigen Ernährung empfehlenswert?

Je frischer und naturbelassener ein Lebensmittel, umso stärker seine basische Wirkung. Durch Lagerung und Konservierung gehen Vitalstoffe verloren, auch basische Mineralien. Obst- und Gemüsesaft aus der Flasche hat, sofern er frei von Zucker und Konservierungsstoffen ist, zwar immer noch basenbildende Eigenschaften, sehr viel basenreicher und insgesamt gesünder ist aber in jedem Fall frisch gepresster Saft. Er schmeckt auch viel besser! Sie können ihn im Entsafter herstellen oder öfter mal eine Saftbar aufsuchen, etwa am Bahnhof.
Streng genommen ist reiner Frucht- oder Gemüsesaft kein Getränk, sondern eine reichhaltige basenbildende Mahlzeit. So kann ein Glas frisch gepresster Saft schon mal ein reichhaltigeres Frühstück ersetzen. »Kauen« Sie Ihren Saft bewusst. So nehmen Sie die Vitamine und Mineralien optimal auf. Zum Durstlöschen sollten Sie dagegen vor allem Wasser und Kräutertee trinken.

TIPP

Säfte, frisch gepresst

Geben Sie Obst oder Gemüse der Saison in einen Entsafter, und im Nu ist Ihr Vitamincocktail fertig. Die meisten Entsafter sind Zentrifugen, was die Gewinnung von Vitalstoffen beeinträchtigt: Die Saftausbeute ist geringer, die Wärmeentwicklung höher. Gute Entsafter arbeiten schonend und nahezu ohne Erwärmung (→ Internettipps Seite 244). Wenn Sie morgens keine Zeit haben, sich einen frischen Saft zuzubereiten, essen Sie Ihr Obst lieber!

? Sind Kräutertees basenbildend?

Kräutertee (ohne Aromazusätze!) wirkt günstig auf den Säure-Basen-Haushalt. Keine Tabelle bewertet ihn, aber Erfahrung und Verstand sagen: Kräutertee enthält viele Mineralien, aber kein tierisches Eiweiß und keine starken Säuren. Warum also sollte er Säuren bilden? Kräutertee tut spürbar wohl und verursacht kein Sodbrennen wie etwa Früchtetee oder Kaffee. Nur wenn Sie auf eines der Kräuter allergisch reagieren, kann ein Problem auftauchen. Doch das gilt für jedes Lebensmittel.

? Welche Kräutertees sind zu empfehlen und wie sollen sie zubereitet werden?

Empfehlenswert sind einheimische Pflanzen, wie sie seit jeher in Haustees zu finden sind: Birkenblätter, Brennnessel, Brombeerblätter, Erdbeerblätter, Fenchel, Goldrute, Hafer, Himbeerblätter, Kamille, Kümmel, Lavendel, Lindenblüten, Löwenzahn, Melisse, Pfefferminze, Schachtelhalm, Wollblumen, Ysop …

Alle Sorten Kräutertee sollten Sie nicht zu stark zubereiten: Verwenden Sie 1 Esslöffel getrocknetes Kraut auf 1 Liter Wasser.

? Wie beeinflusst Yogi-Tee den Säure-Basen-Haushalt?

Yogi-Tee® ist eine Mischung aus starken Gewürzen: Ingwer, Zimt, Kardamom, Nelken und schwarzem Pfeffer. Der Name ist als Wortmarke geschützt. Die Gewürzmischung ist als basenbildend anzusehen. Geben Sie ihm etwas Honig hinzu, ist die leicht säurebildende Wirkung des Honigs zu vernachlässigen. Mit Milch getrunken wird der Tee hingegen zum Säurebildner.
Vorsicht: Andere nach der altindischen Heilkunde Ayurveda zusammengestellte Tees enthalten oft einen gewissen Anteil an grünem Tee, einem Säurebildner. Weder Yogi-Tee noch andere ayurvedische Teemischungen eignen sich für Fastenkuren oder Basenfastenkuren als Hauptgetränk. Da die enthaltenen Gewürze auch Heilpflanzen sind und damit arzneiliche Wirkung haben, können sie in zu großen Mengen und zu hoher Konzentration auch zu unerwünschten Nebenwirkungen führen. Trinken Sie solche Tees stark verdünnt und höchstens eine bis zwei Tassen pro Tag.

? Ist auch Früchtetee empfehlenswert?

Früchtetees wirken säurebildend und sind aggressiver als schwarzer Tee. Bereits eine Tasse Früchtetee kann bei empfindlichen Menschen zu saurem Aufstoßen oder Magenschmerzen führen. Viele Menschen machen den Fehler, dass sie Früchtetee als gesund ansehen, weil er aus Früchten besteht, etwa Hagebutten oder Äpfeln.

? Ist grüner Tee wirklich so gesund?

Grüner Tee soll Stoffe enthalten, die den Organismus vor Krebserkrankungen schützen können. Bei dem Tee handelt es sich um die wenig oder nicht fermentierten Blätter des chinesischen Teestrauchs, aus dem auch der fermentierte Schwarztee hergestellt wird. Grüner Tee schmeckt mild, enthält aber Koffein, das stark anregend wirkt. Daneben enthält er auch Gerbstoffe, die ihn zu einem Säurebildner machen. Sie können das selbst überprüfen: Nach einer Woche Entsäuerungskur – etwa mit Basenfasten – fühlen sich Ihre Zähne glatt an. Sobald Sie etwas grünen Tee getrunken haben, wird die Oberfläche der Zähne rau. Noch ausgeprägter ist dieser Effekt bei schwarzem Tee.

? Ist weißer Tee basenbildend?

Weißer Tee wird aus der gleichen Pflanze hergestellt wie Grüntee und ist wie dieser zwar ein gesundes Getränk, aber leicht säurebildend. Er schmeckt milder und ist bekömmlicher als grüner und schwarzer Tee. Er ist zu den »guten Säurebildnern« zu zählen. Der Genuss einer Tasse weißen Tees pro Tag bringt den Körper nicht in Basennot. In gesundheitlicher Hinsicht ist der weiße Tee dem grünen und besonders dem schwarzen vorzuziehen.

? Warum ist Kaffee in den neuesten Tabellen (nach Remer und Manz) als basisch gekennzeichnet?

Die Formel, die den Tabellen zugrunde liegt, bezieht sich nur auf das rechnerische Verhältnis der Basen Kalium, Natrium, Magnesium und Kalzium zu den Säuren Chlorid, Phosphor und Sulfat. Beim Kaffee errechnet sich daraus eine leichte Base. Kaffee enthält aber auch Chlorogensäure, die nicht abgeatmet werden kann und deshalb im Stoffwechsel eine leichte Säurewirkung hat. Daneben hat sie auch eine stark reizende Wirkung auf den Magen. Auch der Puringehalt (→ Seite 118 ff.) des Kaffees ist in keiner Tabelle erfasst. Es gibt daher keine Entwarnung: Kaffee bleibt ein Säurebildner!

Wissenswertes über Kaffee

Kaffee ist nach Erdöl der zweitwichtigste Exportrohstoff der Welt. Während sich um die Entdeckung der Kaffeebohne viele Mythen ranken, weiß man, dass der Name Kaffee aus dem Arabischen stammt (*Qahwah* = das Erregende). Neben dem anregenden Hauptwirkstoff Koffein enthält Kaffee Chlorogensäure, die eine starke Reizwirkung auf die Schleimhäute hat. In Kaffee sind Hunderte von pharmakologisch wirksamen Substanzen zu finden.

- **Droge Kaffee:** Koffein ist die weltweit meistkonsumierte Droge. Ab 150–200 mg Koffein zeigt sich eine deutliche Erregung des Gehirns und des zentralen Nervensystems. Wirkungseintritt und Abbauzeit hängen vom Stoffwechseltyp ab. Menschen mit schnellem Stoffwechsel bauen Koffein in einer bis zwei Stunden ab.

- **»Pflanzenschutzmittel«:** Mit Koffein schützen sich Pflanzen gegen Schädlinge. Es findet sich in über hundert Pflanzenarten wie dem Tee- und dem Matestrauch. Auch Kolanuss und Kakaobaum enthalten Koffein.

- **Konzentrationen:** Eine Tasse Kaffee enthält 50–150 mg Koffein, Espresso 40 mg. Eine Tasse Schwarztee oder eine Dose Cola enthalten 50 mg. Schon mit zwei Dosen Cola und zwei Schokoriegeln nimmt ein Kind die Koffeinmenge von zwei Tassen Kaffee auf.

- **Ein kurzes Vergnügen:** Kaffee regt zwar an, aber nach einer gewissen Zeit schlägt die Wirkung ins Gegenteil um: Man wird dann müde und matt.

- **Suchteffekt:** Regelmäßiger Genuss führt zu einem Gewöhnungseffekt und macht kaffeeabhängig. Kaffeeverzicht kann dann anfangs zu Entzugserscheinungen wie Kopfschmerzen und Kreislaufschwäche führen.

? Ist Espresso stärker säurebildend als gebrühter Kaffee?

Die Kaffeebohne des in Deutschland verbreiteten Bohnenkaffees und die für den Espresso verwendete unterscheiden sich vor allem in Röstung und Koffeingehalt. So enthält eine Tasse gebrühter Kaffee 50–100 mg Koffein, eine Tasse Espresso nur 40 mg. Langsames Aufbrühen löst offenbar besonders viel Purin aus dem Kaffeepulver, und der Puringehalt geht besonders bei Kaffee, der bis zum Trinken lange steht, in die Höhe. Die meisten, aber nicht alle Menschen empfinden Espresso als bekömmlicher. Unabhängig davon löst dieser genauso wie gebrühter Kaffee eine Säureproduktion im Magen aus. Es gibt Vermutungen, dass die spezielle Röstung und das kurze Aufbrühen beim Espresso die Säure-Basen-Wirkung günstig beeinflussen. Dennoch ist Espresso nicht basisch. Allenfalls die gute Laune, die Sie beim gelegentlichen Genuss eines italienischen Espresso empfinden, hat basischen Charakter!

? Ist entkoffeinierter Kaffee weniger säurebildend?

Entkoffeinierter Kaffee enthält immer noch Spuren von Koffein, ist aber deutlich milder als gewöhnlicher Kaffee. Er hat außerdem eine geringere Säurewirkung, da sowohl die Säureproduktion im Magen als auch die Harnsäurebildung geringer sind. Zu bedenken ist aber, dass die Entkoffeinierung chemische Rückstände hinterlässt, die Kaffeeexperten schlicht als ungesunden Müll bezeichnen. Auch wird durch die Entkoffeinierung die reizend wirkende Chlorogensäure nicht entfernt. Unser Tipp: Im Zweifelsfall lieber einen richtigen Kaffee mit Genuss trinken – aber nicht mehr als eine bis zwei Tassen am Tag. »Die Menge macht das Gift«, wusste schon der Arzt Paracelsus (1493–1541).

Wie beeinflusst Schonkaffee den Säure-Basen-Haushalt?

Schonkaffee wird so genannt, weil bei seiner Herstellung neben dem stark reizenden und anregenden Koffein auch die in der Kaffeebohne enthaltene Chlorogensäure entfernt wird, welche ebenfalls die Magenschleimhaut reizt. Chlorogensäure ist eine organische Säure, die im Stoffwechsel nicht vollständig abgebaut wird und so den Körper belastet. Da sie aber nur eine schwache Säure ist, hat sie rein rechnerisch wenig Einfluss auf die Säure-Basen-Bilanz im Körper. Insofern ist der Unterschied zwischen entkoffeiniertem Kaffee und Schonkaffee aus der Sicht des Säure-Basen-Haushalts nur gering.

Wird auch Getreidekaffee zu Säuren verstoffwechselt?

Die bisherigen Untersuchungen geben keine Hinweise darauf, ob Getreidekaffee säure- oder basenüberschüssig ist. Wir ordnen ihn aufgrund unserer Erfahrungen als leichten Säurebildner ein – in die Kategorie der »guten Säurebildner«. Getreidekaffee ist in jedem Fall bekömmlicher als normaler Bohnenkaffee und auch verträglicher als Schwarztee oder Früchtetee. Im Zuge einer Entsäuerungskur wie Basenfasten gehört er dennoch nicht auf den Speiseplan.

Und was ist mit Lupinenkaffee?

Die Lupine gehört zu den Hülsenfrüchten und enthält damit eine beträchtliche Menge an Purinen. In Ragnar Bergs Tabelle ist die Lupine als schwacher Säurebildner angegeben, in den Tabellen von Remer und Manz sind Lupinenprodukte gar nicht erwähnt. Da Lupinenkaffee aber ein Produkt aus Hülsenfrüchten ist, gehen wir von einer säurebildenden Wirkung aus.

? Ist Alkohol ein Säurebildner?

Alkohol ist sowohl in den Tabellen von Remer und Manz als auch in der von Ragnar Berg als basisch ausgewiesen. Nur Eierlikör und ein spezieller spanischer Likör sind nach Ragnar Berg säurebildend. Bei Remer und Manz ist Vollbier als säuernd ausgewiesen, während andere Biersorten basisch sein sollen. Es sind dort allerdings nur die Inhaltsstoffe bilanziert und die direkte Wirkung im Stoffwechsel betrachtet worden. Alkohol kann zwar im Körper abgebaut werden und bewirkt in kleinen Mengen noch keine Übersäuerung. Aber Alkohol wird zu Acetaldehyd abgebaut (das übrigens den schlechten Atem von Alkoholikern bewirkt), und diese Säure führt sehr wohl zu Übersäuerung. Abgesehen davon, dass Acetaldehyd die Leberzellen schädigt und mitverantwortlich gemacht wird für die Entstehung von Darmkrebs. Alkohol hemmt außerdem die Harnsäureausscheidung und sorgt somit für erhöhte Harnsäurewerte. Er ist daher eindeutig stets als Säurebildner zu betrachten.

? Warum ist gerade Bier für Gichtkranke ein so großes Problem?

Wer an Gicht leidet – also einen erhöhten Harnsäurewert im Blut hat –, der sollte generell seinen Alkoholkonsum drosseln, denn Alkohol hemmt die Harnsäureausscheidung durch die Nieren (→ vorige Frage). Eine Sonderstellung nimmt hier das Bier ein: Es belastet den Stoffwechsel nicht nur durch den die Harnsäureausscheidung hemmenden Alkohol, sondern auch durch eine beträchtliche Menge an Purinen. Übrigens enthält alkoholfreies Bier zwar wenig bis gar keinen Alkohol, es liefert aber ebenso viele Purine wie Bier mit normalem Alkoholgehalt. Es ist deshalb im Rahmen einer Ernährung bei Gicht und allgemein im Rahmen einer basenüberschüssigen Ernährung kein empfehlenswertes Getränk.

Wirkungsvoll entsäuern

Wenn Sie aufgrund Ihres Allgemeinbefindens oder anhand eines Tests erkannt haben, dass Sie übersäuert sind, gibt es mehrere Methoden, Ihren Körper zu entsäuern. Finden Sie zunächst heraus, was bei Ihnen am meisten zur Übersäuerung beiträgt. Haben Sie den großen Test Seite 38–41 gemacht? Wahrscheinlich haben Sie dabei festgestellt, dass Ihre Ernährung in Richtung »sauer« tendiert. Eine Umstellung der Ernährung hin zu mehr Obst und Gemüse kann Ihren Stoffwechsel bereits sehr entlasten. Weiter unterstützen können Sie Ihren Körper mit Naturheilmitteln und einer gründlichen Darmreinigung. Bevor Sie viel Geld für Labortests und Arztbesuche ausgeben, machen Sie eine bis zwei Wochen Basenfasten und warten Sie ab, wie es Ihnen danach geht. Es ist erstaunlich, wie viele gesundheitliche Probleme sich schon nach einer rein basischen Woche bessern.

Wenn Sie aber feststellen, dass Sie sich in Bezug auf den Anteil der Säurebildner in Ihrer Nahrung eigentlich gar nicht so ungesund ernähren, sollten Sie weitersuchen. Liegt es am Bewegungsmangel oder am Stress? Ist es der unregelmäßige Lebenswandel oder sind es Medikamente, die Sie einnehmen?

In den meisten Fällen ist es das Zusammenwirken mehrerer Ursachen, das zu einer chronischen Übersäuerung führt. Klären Sie mit einem naturheilkundlichen Arzt oder Heilpraktiker ab, welcher Therapieansatz für Sie persönlich der richtige ist. Verlangen Sie keine radikalen Lebensveränderungen von sich, die nur zusätzlichen Stress erzeugen. Beginnen Sie ganz einfach und preiswert: Planen Sie so oft wie möglich 30–45 Minuten Bewegung an der frischen Luft ein. Gehen Sie früher zu Bett. Vertrauen Sie jemandem an, was Sie stresst.

Was bedeutet Entsäuern?

? Warum kann sich der Körper nicht selbst entsäuern?

Die Hauptaufgabe des Säure-Basen-Haushalts ist es, das richtige Verhältnis zwischen Säuren und Basen aufrechtzuerhalten. Allerdings ist diese Regulierung nur bis zu einem bestimmten Grad möglich: Wenn Sie über Jahre hinweg mehr Säurebildner zu sich nehmen, als Ihr Körper direkt verwerten kann, sollten Sie ihn aktiv dabei unterstützen, diese Säuren wieder loszuwerden. Zudem produziert der Organismus Remer und Manz zufolge allein durch seine tägliche Stoffwechselarbeit einen Säureüberschuss, zu dessen Neutralisierung bereits 1,5 Kilo Obst und Gemüse pro Tag nötig sind!

? Kann der Körper nicht alle Säurebildner aus der Nahrung zu Basen umbauen?

Grundsätzlich ist das denkbar, in der Praxis aber nicht möglich. Jeder Stoff – auch jeder Nährstoff – hat einen bestimmten vorgegebenen Weg im Stoffwechsel und dazu meist einen bis zwei »Notwege«, die er gehen kann, um ab- oder umgebaut zu werden. Wenn Sie zum Beispiel viel Fleisch und Kaffee zu sich nehmen, steigt die Produktion von Harnsäure im Körper stark an. Diese Säure muss ausgeschieden bzw. durch die körpereigene Produktion von Basen abgepuffert werden. Die Basenproduktionsstätte im Körper sind die Belegzellen des Magens – sie produzieren basisches Natriumbikarbonat. Dabei entsteht aber gleichzeitig Magensäure, die nun ihrerseits wieder neutralisiert werden muss, und somit ein Säureüberschuss, oder genauer ein Mangel an neutralisierenden Basen. Daher ist es notwendig, den Säure-Basen-Haushalt des Körpers mit einer basenüberschüssigen Ernährung zu unterstützen.

Was für Entsäuerungsmethoden gibt es und wie funktionieren sie?

Das Prinzip jeder Entsäuerungskur ist es, den Körper mit einem möglichst breiten Angebot an basischen Mineralstoffen zu versorgen und im Gegenzug die Zufuhr von Säurebildnern zu drosseln. Die wichtigste und effektivste Maßnahme ist dabei stets die Ernährungsumstellung. Viele Entsäuerungskuren bieten ein ausgefeiltes Ernährungsprogramm mit überwiegend oder ausschließlich basenbildenden Lebensmitteln. Diese Programme werden um Essschulung, Darmreinigung und Bewegungsprogramme ergänzt. Vor allem Basenfasten, aber auch die milde Ableitungsdiät und manche Säure-Basen-Diäten arbeiten nach diesem Prinzip. Neben der Ernährungsumstellung kann man den Entsäuerungseffekt durch ausleitende Maßnahmen verbessern (→ Seite 188 ff.).

Ist Entsäuern dasselbe wie Entgiftung?

Die beiden Begriffe sind verwandt. Eine Entsäuerung fördert nur den Säureabtransport. Entgiftung bedeutet, dass der Körper durch den verstärkten Abtransport von Giftstoffen entlastet wird. Doch diese müssen nicht zwangsläufig Säuren sein. Es kann sich auch um Abfallprodukte des Stoffwechsels handeln, von denen sich der Körper nicht selbst befreien kann, oder aber um von außen zugeführte Stoffe wie ein Übermaß an Eiweiß, Fett und Purinen, aber auch Schwermetalle aus der Nahrung oder aus Zahnersatzmaterial. Der Begriff Entgiftung ist daher in der Erfahrungsheilkunde weiter gefasst und beinhaltet hier auch die Entsäuerung. Die Schulmediziner verstehen unter dem Begriff »Entgiftung« übrigens in der Regel den körperlichen Entzug von Drogen wie Alkohol und Rauschdrogen sowie von suchterzeugenden Medikamenten.

? Reicht es, einmal eine Entsäuerungskur zu machen?

Schon eine Entsäuerungskur entlastet den Organismus, sie sollte aber von Zeit zu Zeit wiederholt werden. Optimal sind eine bis zwei Kuren pro Jahr. Der Bedarf hängt in erster Linie davon ab, wie Ihre Lebensweise und Ernährung in der Zeit nach der Entsäuerungskur aussehen: Wenn Sie durch basenüberschüssige Ernährung, regelmäßige Bewegung, genug Schlaf und Erholung Ihren Säure-Basen-Haushalt im Gleichgewicht halten, reicht es aus, die Kur nach einem Jahr zu wiederholen. Haben sich aber wieder »saure« Essgewohnheiten, Stress und Schlafmangel breitgemacht, planen Sie am besten zwei Entsäuerungskuren im Jahr ein.

? Sollte zwischen zwei Entsäuerungskuren ein bestimmter zeitlicher Abstand liegen?

Wann die Kur wiederholt werden sollte, hängt von Ihrem Gesundheitszustand ab. Wenn Sie das Gefühl haben, dass Ihnen eine erneute Kur guttun würde, wiederholen Sie die Kur. Generell sind drei bis vier Wochen als Pause sinnvoll. Wenn Sie unsicher sind, ob der Zeitpunkt in gesundheitlicher Hinsicht passend ist, fragen Sie einen Arzt oder Heilpraktiker, der sich auf Entsäuerungsmaßnahmen spezialisiert hat.

? Bringt es mir etwas, hin und wieder einen säurefreien Tag einzulegen?

Ein basischer Tag, völlig frei von Säurebildnern, ersetzt zwar keine (Basen-)Fastenwoche, bringt aber zwischendurch Entlastung. Ein solcher Tag kann Ihnen auch dabei helfen, sich zu Ihrer ersten Entsäuerungswoche zu entschließen, da Sie sicher feststellen, dass Ihnen das Fasten gar nicht so schwerfällt.

? Darf ich mit meinen Kindern eine Entsäuerungskur machen?

Kinder sollten keine intensiven Entsäuerungskuren wie Heilfasten oder Diäten machen. Basenüberschüssige Ernährung reicht aus, um den Stoffwechsel eines Kindes zu entlasten. Wenn Ihr Kind zu viele Süßigkeiten und Knabbereien zu sich nimmt, Nudeln liebt und viel Limonade und Kakao trinkt, reicht es zur Entsäuerung oft schon, diese Lebensmittel zu reduzieren und durch mehr basenbildende Elemente in der Nahrung zu ersetzen.

? Ist eine Entsäuerungskur für Jugendliche geeignet?

Für Jugendliche, besonders wenn sie an Übergewicht, Cellulite, Akne oder unreiner Haut leiden, ist eine zwei- bis dreiwöchige Basenfastenkur gut geeignet, um eine langfristige Ernährungsumstellung auf eine weitestmöglich basenüberschüssige Kost einzuleiten.

T TIPP

Früh gesundes Essen einüben

Kinder und Jugendliche essen lieber Obst und Gemüse, als ihre Eltern glauben. Es ist eine Frage der Zubereitung! Hier ist Ihre Fantasie in der Küche gefragt: Verarbeiten Sie Kartoffeln oder Zucchini zu »Spaghetti« – mit einer Gemüse-Spaghetti-Maschine, die es in jedem Kaufhaus gibt. Bereiten Sie Ihren Kindern oder Teenies morgens einen leckeren Obstsalat mit Erdmandeln, Haferflocken oder Kokosflocken und wechselnden Obstsorten zu. Geben Sie ihnen eine kleine Pausendose mit Trockenobst und Mandeln mit. Viele Kinder essen auch gerne mundgerecht geschnittene rohe Karotten, Paprika oder Gurken, saftige Wassermelone sowie Mandarinen oder Kirschen.

? Können auch ältere Menschen eine Entsäuerungskur machen?

Bei älteren Menschen kann eine Entsäuerung die Stoffwechselleistungen wirkungsvoll unterstützen und dem Körper helfen, Säuren und andere Stoffe besser auszuscheiden. Wie intensiv Sie eine Entsäuerungskur durchführen sollten, hängt davon ab, wie gut Ihr Gesundheitszustand ist. Basenfasten (→ ab Seite 199) ist eine sanfte Entsäuerungsmethode. Lassen Sie sich im Zweifel von Ihrem Heilpraktiker oder einem für Entsäuerungsmethoden qualifizierten Arzt beraten.

? Hat eine Entsäuerungskur Einfluss auf die Wirkung der Antibabypille?

Entsäuerungskuren wie Basenfasten oder Heilfasten sowie auch die Einnahme von Basenpulver haben keinen Einfluss auf die Wirkung der Antibabypille.

? Was muss ich beachten, wenn ich Medikamente einnehme und gleichzeitig entsäuern möchte?

Da sich Entsäuerungskuren auf den gesamten Stoffwechsel entlastend auswirken, kann es in ihrem Verlauf zum Absinken des Blutdrucks und des Blutzuckerspiegels, aber auch der Blutfettwerte kommen. Wenn Sie regelmäßig Medikamente zur Senkung dieser Werte einnehmen, sollten Sie diese trotzdem auf keinen Fall eigenmächtig absetzen. Wenn die Werte auch nach Beendigung der Entsäuerungskur niedrig bleiben, können Sie mit Ihrem Arzt über eine Dosisanpassung sprechen. Nach einer Entsäuerungskur kann oft die Medikamentendosis reduziert werden, da Beschwerden wie Schmerzen, allergische Symptome und Sodbrennen häufig deutlich zurückgehen.

Basenpräparate – Entsäuerungskur aus der Packung?

? Kann ich mich entsäuern, indem ich Basenpulver oder -tabletten einnehme?

Es gibt eine Reihe von Basenpräparaten zu kaufen, mit denen man die Entsäuerung unterstützen kann. Beliebt sind Basenpulver und -tabletten. Diese Mittel enthalten meist Natriumhydrogenkarbonat, Kalziumkarbonat und Magnesiumkarbonat. Die basischen Salze versorgen den Körper kurzfristig mit einem Basenüberschuss und puffern Säuren ab. Von einem langfristigen Gebrauch ist abzuraten, weil die Präparate zu viel für die Verdauung notwendige Säure neutralisieren. Außerdem braucht der Körper die Vitalstoffe aus Obst und Gemüse, um gesund zu bleiben. Um den Säure-Basen-Haushalt dauerhaft im Gleichgewicht zu halten, ist eine Umstellung der Ernährung und Lebensweise unumgänglich. Bei kurzfristiger Übersäuerung, etwa nach einer durchzechten Nacht, können Basenpräparate durchaus Kopfschmerzen, Sodbrennen & Co. lindern. Ein Obst-und-Gemüsetag hat aber den gleichen Effekt. Das erste basische Mineralsalzpräparat wurde von Ragnar Berg entwickelt und kam 1925 unter dem Namen Basica® auf den Markt. Die heute bekanntesten Präparate sind Bullrichs Vital®, Nemabas® oder Alkala®.

? Brauche ich Basenpulver für meine Kur?

Ragnar Berg empfahl Basenpulver zur sanften Unterstützung, aber nicht zur Beschleunigung oder Intensivierung der Entsäuerung. Auch wir empfehlen unseren Patienten und Kursteilnehmern, es zunächst nur mit einer Ernährungsumstellung sowie mit Bewegung, Basenbädern, mehr Schlaf und Erholung zu versuchen. Erfahrungsgemäß wird Basenpulver dann selten benötigt.

? Was sind Basenbäder?

Basenbäder regen die Entsäuerungsfunktion der Haut an. Die Präparate werden aus basischen Mineralsalzen wie Natriumbikarbonat und Kalziumkarbonat hergestellt. Nach einem basischen Bad fühlt sich die Haut samtweich an. Basenbäder können Sie sich mehrmals pro Woche gönnen – am besten abends. Sie erhalten Basenbäder in der Apotheke oder im Reformhaus.

TIPP

So wenden Sie ein Basenbad an

- Für ein Vollbad geben Sie eine größere Menge des Salzes ins Badewasser – etwa 170–200 Gramm. Die Wassertemperatur sollte 37° C betragen, die Dauer 15–30 Min. Wer einen stabilen Kreislauf hat, kann diese Zeit ausdehnen: Je länger Sie baden, umso mehr Säure wird ausgeschieden.
- Messen Sie zu Beginn und gegen Ende des Bads den pH-Wert des Wassers mit einem Teststreifen: Das Wasser sollte am Ende deutlich saurer geworden sein.
- Nach dem Bad sollten Sie sich nur abtrocknen, nicht eincremen. Das Basenbad regt die natürliche Feuchtigkeitsregulierung der Haut an. Der Effekt des Bads wird verstärkt, wenn Sie anschließend nachruhen.

Der Badezusatz lässt sich auch als Fußbad anwenden. Näheres lesen Sie in der Packungsaufschrift.

? Was sind Baseninfusionen?

Manche Therapeuten verabreichen ihren Patienten bei chronischer Übersäuerung Baseninfusionen. Dazu wird meist das basische Natriumbikarbonat in einer 8,4-prozentigen Lösung langsam in die Vene geleitet. Meist fühlt man sich nach der Infusion sehr entspannt.

Sind Baseninfusionen wirksamer als Basentabletten oder -pulver?

Baseninfusionen haben die gleiche Wirkung wie Basenpulver oder -tabletten (→ Seite 184). Da der Wirkstoff aber direkt ins Blut geht, wirken sie, wie andere Infusionen auch, viel schneller. Baseninfusionen werden meist solchen Patienten verabreicht, die chronisch krank sind und deren Säure-Basen-Haushalt sich nicht mehr gut regulieren kann. Hier ist allerdings Vorsicht geboten: Baseninfusionen können auch überdosiert werden und dann eine akute Alkalose (→ Seite 33) hervorrufen. Daher müssen sie in angemessener Dosierung eingesetzt werden, die nur ein erfahrener Therapeut bestimmen kann. In der Regel reicht ohnehin die Anwendung von Basenpulver oder -tabletten aus.

Kann ich mich mit basischen Körperpflegemitteln entsäuern?

Unsere Haut hat einen leicht sauren pH-Wert von 5,5. Sie baut diesen Wert mithilfe von Bakterien auf. Es gibt also eine bakterielle Hautflora, so wie es auch eine bakterielle Darmflora gibt. Die ersten Seifen, die zur Reinigung der Haut hergestellt wurden, waren Alkaliseifen – Seifenlaugen nennt man heute noch Seifenlösungen. Solche Seifen, etwa Kernseife, hatten einen basischen pH-Wert und zerstörten damit die Hautflora. Sie laugten die Haut buchstäblich aus, machten sie trockener und angreifbarer. In den 1960er-Jahren kamen dann vermehrt sogenannte Waschsyndets auf den Markt, die einen der Haut angepassten pH-Wert aufwiesen. Sie haben sich als deutlich hautverträglicher erwiesen. Eine – heute wieder verstärkt angebotene – basische Körperpflege ist daher nicht sinnvoll, abgesehen von Basenbädern (→ Seite 185), die aber auch nicht täglich angewendet werden sollten.

Azidosetherapie

? Was versteht man unter Azidosetherapie?

Den Begriff Azidosetherapie hat die naturheilkundlich arbeitende Ärztin Dr. Renate Collier (→ Seite 50) geprägt. Sie entwickelte diese Therapieform im Laufe ihrer Tätigkeit in der ärztlichen Praxis. Die Azidosetherapie umfasst mehrere Methoden zur Entsäuerung des Körpers. Neben der grundlegenden Ernährungsumstellung auf basenreiche Kost sind spezielle Bewegungsübungen und die Azidosemassage grundlegende Bestandteile dieser Therapie.

? Was ist eine Azidosemassage?

Dr. Renate Collier (→ vorige Frage) hat die Azidosemassage als Bestandteil ihrer Azidosetherapie entwickelt. Die Entstehung der Methode: Eine Patientin, die unter verschiedenen Symptomen wie Müdigkeit, Schlafstörungen und Verdauungsbeschwerden litt, wurde von Dr. Collier an Rücken, Bauch und Kopf massiert. Zusammen mit einer Ernährungsumstellung führte diese Behandlung im Verlauf weniger Wochen zum völligen Verschwinden der Symptome. 20 Jahre später stellte Dr. Collier ihre aus diesen Erfahrungen entwickelte Therapieform vor, die Azidosetherapie. Die dazu gehörige Azidosemassage ist eine Entschlackungsmassage, die Dr. Collier auch als Bauchselbstmassage in ihrem Buch *Wie neugeboren durch Darmreinigung* beschrieben hat. Die Azidosemassage beruht auf dem Prinzip der »rollenden Hautfalte«: Dazu wird die Haut des weichen Bindegewebes mit speziellen Massagegriffen gefältelt und ohne Druck in Richtung des Lymphflusses gerollt. Die Azidosemassage allein reicht nicht aus, um den Körper zu entsäuern, sie ist aber eine wirkungsvolle begleitende Maßnahme.

Unterstützende Naturheilmittel

? Man liest viel über Schüßler-Salze, die auch beim Entsäuern helfen können. Was sind Schüßler-Salze?

Der Arzt Wilhelm Heinrich Schüßler (1821–1898) stellte 1873 eine von ihm entwickelte Therapie mit zwölf biochemischen Funktionsmitteln vor. Die Therapie umfasst zwölf speziell zubereitete Mineralsalze, die ihr »Erfinder« erfolgreich zur Behandlung akuter und chronischer Krankheiten einsetzte. Obwohl er von der Denkweise der Homöopathie geprägt war, beruhen seine Mittel auf einem anderen Wirkprinzip als der homöopathischen Ähnlichkeitsregel: Schüßler ging davon aus, dass Krankheiten auf der Grundlage gestörter biochemischer Prozesse entstehen, speziell aufgrund eines gestörten Mineralhaushalts, wobei die gestörte Konzentration eines bestimmten Minerals sich in typischen Krankheitssymptomen äußert. Schüßler-Salze enthalten in sehr feiner Verteilung Mineralien, die auch im Körper natürlich vorkommen. Die Salze dringen in die Zellen ein und gleichen deren Mineralstoffhaushalt aus. Auch zur Entsäuerung eignen sich einige der Salze.

? Auf welche Weise helfen die Schüßler-Salze bei der Entsäuerung?

Eine Entsäuerungskur ist dann wirkungsvoll, wenn sie genügend basische Mineralien liefert oder die Mineralienaufnahme verbessert. Schüßler-Salze unterstützen den Mineralstoffwechsel in der Zelle und tragen so zur besseren Mineralstoffversorgung des ganzen Organismus bei. Optimal ist es, wenn Sie Schüßler-Salze mit einer basenreichen Kost kombinieren. Die Salze sorgen dafür, dass die kostbaren basischen Mineralstoffe aus der Nahrung optimal aufgenommen werden können.

Entsäuerungskur mit Schüßler-Salzen

Eine Kur mit den *Schüßler-Salzen Nr. 6, 9, 10* und *11* ist für jeden geeignet, der sich vom Säureüberschuss befreien und gut in eine Ernährungsumstellung starten will. Auch Jugendliche können diese Kur durchführen – und werden für den geringen Aufwand mit einer deutlich reineren und strafferen Haut belohnt.

- **Kur als Ergänzung:** Die Kur entfaltet nur dann ihre volle Wirkung, wenn gleichzeitig die Ernährung umgestellt wird. Der Entsäuerungsprozess funktioniert umso nachhaltiger, je weniger neue Säurebildner in Bindegewebe und Verdauungstrakt gelangen. Zum Start der Kur kann auch Basenfasten (→ ab Seite 199) sehr hilfreich sein.

- **Wirkungen:** Zur Entsäuerung des Bindegewebes eignet sich das *Schüßler-Salz Nr. 11, Silicea*. Es mobilisiert die im Bindegewebe abgelagerten Säuren. Unter Mithilfe von *Schüßler-Salz Nr. 9, Natrium phosphoricum*, können diese Säuren dann von den Nieren ausgeschieden werden. *Schüßler-Salz Nr. 6, Kalium sulfuricum*, regt den Eiweißabbau in der Leber an. Mithilfe von *Schüßler-Salz Nr. 10, Natrium sulfuricum*, und *Schüßler-Salz Nr. 9, Natrium phosphoricum*, werden die Abbauprodukte durch den Darm und die Nieren ausgeschieden.

- **Einnahme:** So nehmen Sie die Salze ein: vor dem Frühstück 2 Tabletten *Silicea D 12*. Vor dem Mittagessen 2 Tabletten *Natrium phosphoricum D 6*. Am Nachmittag 2 Tabletten *Kalium sulfuricum D 6*. Vor dem Abendessen 2 Tabletten *Natrium sulfuricum D 6*.

- **Dauer und Häufigkeit:** Diese Kur sollten Sie sechs bis acht Wochen lang durchführen. Wiederholen Sie sie je nach Bedarf ein- bis zweimal pro Jahr.

? Gibt es Heilpflanzen, die beim Entsäuern helfen?

Heilpflanzen wurden bislang nicht wissenschaftlich auf ihre Fähigkeit hin untersucht, den Körper zu entsäuern. Erfahrungen aus der Praxis sprechen aber dafür, dass bestimmte Pflanzen sehr wohl zur Entsäuerung beitragen können, da sie je nach Art eine mehr oder weniger große Menge an basischen Mineralien liefern – zum Beispiel als Tee oder im Essen, etwa als »Brennnesselspinat«. Besonders wertvoll im Rahmen einer Entsäuerungskur sind außerdem alle Heilpflanzen, die die Ausscheidung durch Leber, Galle, Lymphe, Nieren und Darm anregen. In der folgenden Info erfahren Sie mehr dazu.

Heilpflanzen, die eine Entsäuerungskur unterstützen

Einige Heilpflanzen kurbeln den Stoffwechsel und damit die Entgiftungs- und Ausscheidungsvorgänge an. Dies ist noch keine Entsäuerung im engeren Sinne, wirkt jedoch unterstützend, wenn Sie gerade eine Entsäuerungskur durchführen – idealerweise in Form einer verstärkten Basenzufuhr durch die Nahrung. Auszüge aus den folgenden Heilpflanzen, in der Apotheke als sogenannte Urtinkturen erhältlich, eignen sich dazu besonders gut:

- **Leber:** Über die Leber wirkt Mariendistel *(Carduus marianus)*. Sie regt die Stoffwechseltätigkeit der Leber an und beschleunigt so die vielen Entgiftungsvorgänge, die in dem Organ ablaufen. Mariendistel schützt zudem die Leberzellen vor Umweltgiften.

- **Stoffwechsel:** Wenn Sie an einer Krankheit wie Rheuma, Gicht oder Allergien leiden, verwenden Sie statt *Solidago* die *Urtica-dioica-Urtinktur*. Dosierung: dreimal täglich 5 Tropfen.

- **Nieren:** Über die Nieren wirken Goldrute *(Solidago virgaurea)* und Brennnessel *(Urtica dioica)*. Die Nieren spielen eine zentrale Rolle im Säure-Basen-Haushalt. Ihre gesunde Funktion ist eine Voraussetzung dafür, dass genügend Säure ausgeschieden wird und genügend Basen an den Körper zurückgegeben werden können. Goldrute regt die Nierenfunktion an und spült die Nieren durch. Sie hilft auch bei Nierengrieß (kleinen Nierensteinen). Die Brennnessel ist ein wertvolles »Unkraut«, das die Ausleitung und Entgiftung durch die Nieren anregt und auch dann hilft, wenn bereits Stoffwechselerkrankungen wie Rheuma, Gicht und Allergien bestehen.

- **Lymphe:** Über die Lymphe wirkt der Storchschnabel *(Geranium robertianum)*. Er regt den Lymphfluss an und fördert den Abtransport der Lymphflüssigkeit. Storchschnabel hat eine ziehende, reinigende und entgiftende Wirkung in Bezug auf Giftstoffe. Diese Wirkung zeigt sich sehr anschaulich darin, dass Storchschnabel auch bei Insektenstichen hilft.

- **Galle und Darm:** Über Galle und Darm wirkt Löwenzahn *(Taraxacum officinale)*. Er fördert die Entgiftung und Ausleitung durch Leber, Galle und Darm. Löwenzahn unterstützt somit den Stoffwechsel bei Rheuma, Allergien, Verstopfung, Gallensteinen und Kopfschmerzen. Weil Löwenzahn die Gallenbildung über die Leber anregt, fördert er auch die Fettverdauung.

- **Kurrezept:** Stellen Sie eine Kur aus den verschiedenen Urtinkturen zusammen: morgens 5 Tropfen *Solidago*, mittags 5 Tropfen *Taraxacum*, nachmittags 5 Tropfen *Carduus marianus*, abends 5 Tropfen *Geranium robertianum*. Die Kur sollte 4–6 Wochen lang durchgeführt und bei Bedarf nach einem Jahr wiederholt werden.

Den Darm reinigen und entlasten

? Kann ich durch Darmreinigung die Entsäuerung unterstützen?

Viele Fastenkuren und Entsäuerungskuren umfassen eine Darmreinigung. Fasten und Darmreinigung haben sich seit über 2000 Jahren bewährt und sind in fast allen Kulturkreisen zu finden! In der Erfahrungsheilkunde betrachtet man diese erfolgreiche Kombination als Grundlage vieler Therapien. Eine Darmreinigung befreit den Darm von Stuhlrückständen, die den Stoffwechsel belasten können. Sie entsäuert nicht direkt, unterstützt aber die Entsäuerung. Besonders hilfreich ist sie, wenn die Verdauung nicht optimal funktioniert, wenn die Darmentleerung unvollständig und unregelmäßig erfolgt und wenn häufig Blähungen auftreten. Führen Sie während der ersten beiden Wochen Ihrer Entsäuerungskur insgesamt drei bis vier Darmreinigungen durch.

? Kann ich mit Sauerkrautsaft meinen Darm für eine Fastenkur reinigen?

Der Saft von milchsauer vergorenem Weißkraut kann mit seinem hohen Anteil an Milchsäurebakterien die Verdauung regulieren und zudem das Immunsystem unterstützen. Zur Darmentleerung reicht der Effekt des Sauerkrautsafts allerdings nicht aus. Stuhlreste verbleiben weiterhin im Darm und wirken während einer Fastenkur besonders belastend für den Stoffwechsel.

? Was ist von Glaubersalz zu halten?

Das »Glaubern«, die Darmentleerung mit Glaubersalz (Natriumsulfat), ist die bekannteste Art der Darmreinigung. Glaubersalz zum Einnehmen ist in allen Apotheken erhältlich. Manche schwören darauf, andere schaudern beim Gedanken an den Geschmack. Sie können auch das ebenfalls in der Apotheke erhältliche Bittersalz verwenden – es wirkt genauso, schmeckt aber ein wenig anders. Wenn Sie sich für Glaubersalz oder für Bittersalz zur Darmreinigung entscheiden, sollten Sie in den Stunden nach der ersten Einnahme keine Termine haben und immer in der Nähe einer Toilette sein, denn die Wirkung kann sehr plötzlich einsetzen. Sie kann nach einer Stunde, nach vielen Stunden oder auch gar nicht erfolgen.

TIPP

Anwendung von Glaubersalz oder Bittersalz

- Lösen Sie 40 g Glauber- oder Bittersalz in 1/2 l Wasser auf und geben etwas Zitronensaft dazu. Trinken Sie zuerst langsam die Lösung, danach reichlich Wasser oder Kräutertee, um den Salzgeschmack zu mildern.
- Stellt sich nach 8–12 Stunden keine Wirkung ein, wiederholen Sie die Einnahme oder machen Sie einen Einlauf.
- Wichtig: Glauber- und Bittersalz können die Darmschleimhäute reizen und sind daher für Menschen mit empfindlichem Darm nicht geeignet.

? Wie funktioniert die Darmreinigung mit einem Einlauf?

Der Vorteil dieser Methode: Sie ist einfach durchzuführen und gut planbar. Die Entleerung setzt zuverlässig wenige Minuten nach der Anwendung ein. Daher eignen sich Einläufe für Menschen, die nicht so lange warten können, wie es beim Glauber- oder Bittersalz nötig ist. Die Methode ist auch für Menschen mit empfindlichem Darm geeignet. Für den Einlauf brauchen Sie einen Irrigator aus der Apotheke. Dies ist ein fester – oder für die Reise – faltbarer Plastikbehälter.

TIPP

So funktioniert ein Einlauf

- Legen Sie ein Handtuch auf den Badezimmerboden. Ist der Untergrund kalt, legen Sie noch eine Decke oder einen Badvorleger unter das Handtuch.
- Füllen Sie den Irrigatorbehälter mit 2 Liter körperwarmem Wasser (36–37° C). Verwenden Sie keine Zusätze im Einlauf. Lassen Sie etwas Wasser ab, um die Luft aus dem Schlauch zu drücken. Dann knicken Sie den Schlauch ab oder schließen den Hahn.
- Fetten Sie das Einführrohr mit etwas Vaseline oder einer anderen unparfümierten Fettcreme ein.
- Legen Sie sich mit Ihrer linken Seite auf das Handtuch und führen Sie das Rohr behutsam wenige Zentimeter weit in den After ein.
- Öffnen Sie den Hahn des Irrigators bzw. lassen Sie den Schlauch locker. Das Wasser läuft nun langsam durch den Enddarm in den Dickdarm. Atmen Sie ruhig und versuchen Sie, den Bauch locker zu lassen.
- Wahrscheinlich spüren Sie bereits nach wenigen Millilitern Wasser einen starken Entleerungsdruck. Das ist normal, denn für den Darm ist es ungewohnt, dass Wasser eingeführt wird. Sollten Sie das Gefühl haben, den Druck nicht mehr auszuhalten, unterbrechen Sie den Einlauf und gehen auf die Toilette. Nach einer ersten kleinen Darmentleerung setzen Sie den Einlauf fort.
- Unterstützen Sie danach Ihren Darm, indem Sie ihn mit vom Blinddarm ausgehenden streichenden Bewegungen bis zum Enddarm leicht massieren.
- Nach wenigen Minuten wird der Druck so stark, dass Sie zur Toilette müssen. Lassen Sie sich Zeit, bis Sie das Gefühl einer gründlichen Entleerung haben.
- Manchmal sind zwei, drei oder mehr Füllungen nötig, damit der Darm richtig entleert ist. Die ideale Füllmenge beträgt zwei bis drei Liter!

? Welche Vorteile bringt eine Darmreinigung per Colon-Hydro-Therapie?

Die Colon-Hydro-Therapie, vom Arzt oder Heilpraktiker ausgeführt, ist die bequemste, gründlichste und angenehmste Reinigungsmethode. Der Dickdarm wird sanft mit Wasser gespült und dadurch sehr intensiv gereinigt. Das geschieht mithilfe eines *Colon-Hydromat* genannten Geräts. Sie liegen dabei bequem in Rückenlage auf einer Liege. Durch ein geschlossenes System (natürlich mit sterilem Einmaleinführbesteck) fließt körperwarmes, filtriertes Wasser in den Darm. Der Darminhalt wird durch einen Schlauch geruchlos ausgeleitet. Der Therapeut ist während der Spüldauer von 35–50 Minuten anwesend. Er überwacht den Wasserdruck und reguliert ihn individuell nach Empfindlichkeit des Patienten. Der Druck erzeugt einen leichten Massageeffekt, der durch eine vom Therapeuten ausgeführte Bauchmassage noch verstärkt wird. So lösen sich oft selbst solche Kotreste, die viele Jahre alt sind.
Sind erst einmal alle Reste draußen, können die Darmwände wieder »aufatmen«, und das Darmabwehrsystem, das sich in und an den Darmwänden befindet, wird wieder leistungsfähiger. Der schöne Nebeneffekt: Eine gründliche Darmreinigung verbessert das Hautbild.

W WICHTIG

Zur Beachtung bei der Colon-Hydro-Therapie
Die Colon-Hydro-Therapie ist nicht geeignet für Schwangere und Stillende sowie bei schwerem Verlauf bestimmter chronischer Erkrankungen. Vor der Behandlung sollte ein ausführliches Beratungsgespräch stattfinden. Bei sachgemäßer Anwendung ist die Colon-Hydro-Therapie ungefährlich. Die Kosten liegen bei 70–150 Euro (→ Internettipp auf Seite 244).

Basische Kost und basische Diät

? Was ist basische Kost?

Der Begriff wird uneinheitlich verwendet. Für manche ist basische Kost eine Ernährungsform, die besonders viele Basenbildner enthält, also etwa Vollwertkost, die auch Säurebildner wie Getreide einschließt und lediglich ganz auf tierisches Eiweiß verzichtet. Für andere ist sie eine Ernährungsweise, die keine Säurebildner enthält. Eine rein basische Kost ist nicht als dauerhafte Ernährungsweise gedacht, sondern als Einstieg in eine basenreichere Lebensweise. 100 Prozent basisch ist nur Basenfasten, eine zeitlich begrenzte Entsäuerungskur, der eine basenüberschüssige Kost im Sinne Ragnar Bergs (→ Seite 197 ff.) folgen sollte.

? Was ist eine Säure-Basen-Diät?

Gemeint ist damit immer eine Diät, bei der Säurebildner in den Hintergrund treten und Basenbildner die Hauptrolle spielen. Es sind zahlreiche Bücher zu diesem Thema am Markt. Die meisten Autoren vertreten die sogenannte 80/20-Regel: 80 Gewichtsprozent der Nahrung sollten Basenbildner sein, 20 Prozent Säurebildner. Diesem Anspruch werden die Empfehlungen in den Büchern aber oft gar nicht gerecht. Viele Rezepte enthalten im Verhältnis zu viel Ei, Käse, Brot und Fleisch und erfüllen die 80/20-Regel nicht. Mitunter ist auch Getreide als Basenbildner angegeben. Oder man findet im Buch eine Anleitung zum Eiweißfasten (ein Begriff, den der Wiener Arzt Alfred Pischinger geprägt hat), bei dem man möglichst wenig tierisches Eiweiß und viel pflanzliches Eiweiß – vornehmlich aus Hülsenfrüchten – verzehren soll. Zu bedenken ist, dass Hülsenfrüchte viele säurebildende Purine enthalten. Achten Sie daher unbedingt darauf, ob die 80/20-Regel richtig ausgelegt ist (→ Seite 219 f.).

? Ist basenüberschüssige Kost dasselbe wie eine Säure-Basen-Diät?

Eine »Säure-Basen-Diät« nach der 80/20-Regel ist eine basenüberschüssige Kostform. Der Begriff »Diät« könnte den Eindruck entstehen lassen, man müsste die 80/20-Regel nur für kurze Zeit einhalten, um den Körper in eine Säure-Basen-Balance zu bringen. »Diät« ist hier aber im ursprünglichen Sinne (von griech. *diaita* = Lebensweise) zu verstehen. Um diesem Missverständnis vorzubeugen, bevorzugen wir die Bezeichnung »basenüberschüssige Kost«.

? Kann ich mit basenüberschüssiger Kost wirkungsvoll entsäuern?

Mit einer basenüberschüssigen Kost können Sie durchaus entsäuern, allerdings geht das wesentlich langsamer, als es mit Basenfasten (→ Seite 199 ff.) und der anschließenden Umstellung auf basenüberschüssige Ernährung möglich ist. Optimal ist es, wenn Sie sich in den ersten Wochen nach entsprechenden Rezepten in einem guten Buch zum Thema richten. Dann müssen Sie nicht ständig darauf achten, dass die Mengenverhältnisse zwischen Säurebildnern und Basenbildnern der 80/20-Regel entsprechen. Um mit basenüberschüssiger Kost gut zu entsäuern, sollten Sie darauf achten, auch Ihre Lebensweise ausgeglichener zu gestalten, und ein regelmäßiges Bewegungsprogramm einbauen.

? Kann ich mich auch als Allergiker auf basenüberschüssige Kost umstellen?

Bei Nahrungsmittelunverträglichkeiten oder echten Allergien bzw. sogenannten Kreuzallergien gegen Äpfel, Kiwi, Karotten, Erdnüsse oder anderes sollten Sie alle Nahrungsmittel vom Speiseplan streichen, von denen

Sie wissen, dass Sie sie nicht vertragen. Das gilt auch dann, wenn es sich um Basenbildner handelt. Sind Sie beispielsweise Pollenallergiker und haben Kreuzallergien mit Äpfeln und Karotten entwickelt, sind Äpfel und Karotten nach wie vor tabu. Durch die Entsäuerung wird jedoch nach einiger Zeit der Stoffwechsel entlastet, was die Toleranz gegenüber den bisher unverträglichen Nahrungsmitteln stärkt. Lassen Sie Ihrem Körper Zeit; probieren Sie hin und wieder ein klein wenig von dem Lebensmittel, gegen das Sie allergisch sind.
Pollen- und Hausstaubmilbenallergien können sich bei vermehrter Basenzufuhr durch die allgemeine Verbesserung der Stoffwechsellage günstig entwickeln.

? Kann man mit einer Entsäuerungskur Gicht erfolgreich bekämpfen?

Ein ernährungsbedingt überhöhter Harnsäurewert des Bluts, der bei Gicht vorliegt, spricht auf eine Ernährungsumstellung gut an. Allgemein empfohlen wird eine purinarme Diät: Reduktion des Fleisch-, Wurst- und Fischkonsums, des Alkoholkonsums sowie des Verzehrs von Hülsenfrüchten. Auf diese Weise soll verhindert werden, dass sich im Stoffwechsel aus den Purinen zu viel Harnsäure bilden kann. Wenn Sie eine Ernährungsumstellung machen, bei der Sie generell darauf achten, weniger Säurebildner zu sich zu nehmen, so senken Sie damit auch den Harnsäurewert, denn Sie lassen die oben genannten purinhaltigen Lebensmittel weg oder reduzieren deren Konsum stark. Es reicht dagegen nicht aus, nur Basentabletten oder Baseninfusionen als Entsäuerungsmaßnahme einzusetzen, um weitere Gichtanfälle zu verhindern. Eine dauerhafte Umstellung auf basenüberschüssige Kost ist bei diesem Krankheitsbild unverzichtbar. Sehr hilfreich wirkt sich zum Start auch Basenfasten aus (→ Seite 199 ff.).

Basenfasten – 100 Prozent basisch

? Ist Basenfasten das Gleiche wie Säure-Basen-Diät oder basenüberschüssige Kost?

Basenfasten ist nicht zu verwechseln mit Säure-Basen-Diäten! Bei diesen oder bei basenüberschüssiger Kost handelt es sich um eine Ernährung im Säure-Basen-Gleichgewicht. Sie beruht auf Empfehlungen, in welchem Verhältnis basenbildende und säurebildende Lebensmittel in der täglichen Ernährung stehen sollten. Basenfasten dagegen ist eine Fastenkur, bei der man für eine kurze Zeit, meist für eine oder zwei Wochen, alle Säurebildner weglässt und ausschließlich Basenlieferanten verzehrt.

? Ist Basenfasten auch eine wirkungsvolle Methode zum Entsäuern?

Basenfasten – die Wacker Methode® haben wir aufgrund langjähriger Praxiserfahrung entwickelt. Es ist eine optimale Methode, den Organismus schonend, aber wirkungsvoll zu entsäuern, ohne den Stoffwechsel zu stressen. Weil Basenbildner gegessen werden dürfen, schaltet der Stoffwechsel (im Gegensatz zum reinen Fasten → ab Seite 206) nicht auf Nahrungsstopp um. Beim Basenfasten kann der Stoffwechsel überschüssige Säuren ausscheiden. Die Wirkung macht sich bereits nach wenigen Tagen bemerkbar: Die Haut wird strahlender, man fühlt sich vitaler und leistungsfähiger, die Verdauung wird angekurbelt, und der Kopf ist klar. Lediglich bei Menschen, die sehr starke Säurelasten mit sich herumtragen, und bei ausgesprochenen Kaffeeliebhabern können die ersten Entsäuerungstage mit einem Leistungsknick einhergehen. In diesen Fällen hilft eine unterstützende Kur mit Heilpflanzen (→ Seite 190 f.) oder mit Schüßler-Salzen (→ Seite 188 f.).

? Wie ist die Methode Basenfasten entstanden?

Als wir vor Jahren die Methode Basenfasten entwickelten, hatten wir ein Hauptanliegen: Wir wollten unseren Patienten und Fastenkursteilnehmern eine alltagstaugliche Methode an die Hand geben, langfristig ihre Ernährung umzustellen. Allzu oft hatten wir beobachtet, wie Menschen nach einer Diät oder nach einer Heilfastenkur in ihre alten Essmuster zurückgefallen waren und damit dem Jo-Jo-Effekt Tür und Tor geöffnet hatten. Wir haben daher an einem Kurmodell gearbeitet, das auch den nötigen Umdenkprozess anbietet.
Das Umdenken im Rahmen des Basenfastens zielt auf eine basenüberschüssige, abwechslungsreiche und saisongerechte Ernährung ab. Die Empfehlungen Ragnar Bergs, sich an die 80/20-Regel zu halten (→ Seite 196) und den Speiseplan abwechslungsreich zu gestalten, sehen wir dabei als empfehlenswerte Ernährungsgrundsätze, deren Einhaltung sich günstig auf die Gesundheit und auf das Körpergewicht auswirkt. Mit basenüberschüssiger Ernährung und einer guten *Work-life-balance* mit viel körperlicher Bewegung und genügend Ruhephasen kann jeder aktiv zum Erhalt seiner Gesundheit beitragen. Das Basenfasten – die vorübergehend rein basische Ernährung – dient dabei als Einstieg.

? Wie funktioniert Basenfasten?

Eine Woche Basenfasten verläuft ganz einfach: Auf dem Speiseplan stehen während dieser Zeit ausschließlich Basenlieferanten wie Obst, Gemüse, Kräuter, frische Keimlinge, Samen, einige Sorten Nüsse und neutrale Lebensmittel wie kalt gepresste Pflanzenöle. Wichtig ist, nur reifes Obst und Gemüse aus regionalem und saisongerechtem Anbau zu verwenden. Damit dem Darm die Umstellung auf die großen Mengen an gesunden ballast-

stoffreichen Basenlieferanten leichter fällt, wird er während einer Basenfastenwoche zwei- bis dreimal gereinigt (→ Seite 192 ff.). Ein tägliches Bewegungs- und Entspannungsprogramm rundet die Basenfastenzeit ab und macht sie zu einer Wohltat für Körper und Seele. Den Entsäuerungseffekt unterstützt ein- bis zweimal pro Woche ein abendliches Basenbad aus der Apotheke (→ Seite 185).
Ganz wichtig jedoch ist, dass Sie sich freiwillig zu einer Basenfastenzeit – zu einer Auszeit für Säuren – entschließen und sie entsprechend locker angehen. Nur so wird Basenfasten rundum zum Erfolg.

INFO

Basenfasten – ein Genuss!
Basenfasten – die Wacker Methode® dürfte Ihre Vorstellung vom Fasten auf den Kopf stellen. Sie fasten und können trotzdem essen, satt werden und genießen!
Was man in der Regel als Fasten bezeichnet, ist der komplette Verzicht auf feste Nahrung für einen bestimmten Zeitraum – meist eine oder zwei Wochen. Beim Basenfasten wird dagegen für eine oder mehrere Wochen freiwillig auf Säurebildner verzichtet. Basenfasten ist also Fasten mit Obst und Gemüse. Da ja gegessen werden darf, ist die Hemmschwelle viel niedriger, und der Einstieg fällt sehr viel leichter.
Es darf dabei experimentiert werden – mit vielen bislang unbekannten oder wenig verwendeten Obst- und Gemüsesorten und Zubereitungen, die neue Akzente in einer basischeren Küche setzen. Abwechslungsreich und gut zubereitete basische Gerichte aus knackig frischem Gemüse schmecken auch ganz ohne Fleisch, Fisch, Käse oder Sahnesößchen lecker! Viele Tipps dazu finden Sie in den von uns empfohlenen Büchern (→ Seite 245 f.).

? Ist Basenfasten für jeden geeignet?

Basenfasten ist eine milde Entsäuerungsmethode, die sich für jeden eignet. Sie müssen dafür keinen Urlaub nehmen, wie er sich für eine traditionelle Fastenkur empfiehlt. Basenfasten ist absolut alltagstauglich! Kranke und geschwächte Menschen erleben beim Basenfasten oft eine Besserung der Beschwerden. Es gibt nur wenige Situationen, in denen davon abzuraten ist. Schwangerschaft und Stillzeit gehören dazu. Entgiftung und Entsäuerung stehen jetzt nicht im Vordergrund! Schwangere und Stillende sollten nur auf basenüberschüssige Kost umstellen, denn zu einer vollwertigen Kost für Schwangere gehören unbedingt Getreideprodukte. Entsäuerung und Entgiftung sind auch bei chronischen Krankheiten im fortgeschrittenen Stadium nur mit Vorsicht anzuwenden, denn der Körper braucht dann Vitalstoffe; zu Entsäuerung und Entgiftung fehlt ihm meist die Kraft.

W WICHTIG

Basenfasten ist tabu ...

- in Schwangerschaft und Stillzeit,
- bei schweren chronischen Krankheiten wie Krebs im fortgeschrittenen Stadium.

Wenn Sie unsicher sind, fragen Sie einen Arzt, der sich auf diese Themen spezialisiert hat.

? Wie lange soll eine Basenfastenkur mindestens dauern?

Eine Basenfastenkur zur Entsäuerung sollte mindestens eine Woche dauern. Erfahrungsgemäß setzt bei den meisten Menschen der Entsäuerungseffekt nach einer Woche erst so richtig ein. Viele fühlen sich dann so wohl, dass sie die Kur von sich aus gern verlängern. Nach unserer Erfahrung sind zwei Wochen eine ideale Zeit für eine Entsäuerung mit Basenfasten. Es gibt aber auch Menschen, die Basenfasten vier bis sechs Wochen lang durchführen – doch das ist eher die Ausnahme. In jedem Fall gilt: Die Basenfastenwochen können nur dann nachhaltig wirken, wenn Sie sich in der übrigen Zeit des Jahres basenüberschüssig ernähren und Ihre Lebensweise allgemein »basischer« gestalten.

? Wie lange darf das Basenfasten dauern?

Basenfasten ist ursprünglich als ein- bis zweiwöchige Kur gedacht. Wenn Sie nach den ersten zwei Wochen spüren, dass es Ihnen mit Basenfasten gut geht und Sie gern verlängern wollen – kein Problem! Wenn Sie sich in einem stabilen und guten Gesundheitszustand befinden, können Sie Ihre Basenfastenzeit um eine bis vier Wochen verlängern; das gilt auch bei Übergewicht. Wenn Sie allerdings zu Untergewicht neigen, sollten Sie Basenfasten nicht länger als eine Woche durchführen.

? Kann ich während der Basenfastenzeit Tiefkühlgemüse verwenden?

Tiefkühlkost wird oft sehr gelobt, denn Vitamine und Mineralstoffe sollen darin weitgehend erhalten sein. Was aber auf der Strecke bleibt, ist der Genuss! Der oft fade Geschmack von Tiefkühlgemüse legt nahe, dass die Vitalstoffe darin mehr unter der Konservierungsmethode leiden, als man gemeinhin annimmt. Probieren Sie es einmal aus: Bereiten Sie sich zwei Portionen gedämpfte Karotten zu, eine aus frischen Karotten, eine mit Tiefkühlware. Vergleichen Sie: Was schmeckt besser? Wir empfehlen, während der Basenfastenzeit Tiefkühlkost nur in Ausnahmefällen zu verwenden, also wenn es mal schnell gehen muss.

So sieht ein Basenfastentag aus

Es gibt drei Mahlzeiten, eine bis zwei Zwischenmahlzeiten und 2,5–3 Liter kalorien- und kohlensäurefreie Flüssigkeit – bei ausgewogener Lebensweise. Die Zutaten der Hauptmahlzeiten gelten jeweils für zwei Personen.

- **Frühstück – das basische Müsli:** 1 Banane zerdrücken, 1 geriebenen Apfel oder anderes Obst der Saison dazugeben. 2 Teelöffel *Chufas Nüssli* (Erdmandelflocken, Reformhaus) untermengen. Den Saft von 1/2 Zitrone unterrühren. Statt Erdmandeln können Sie 1 Teelöffel Mandelmus, einige Sonnenblumenkerne und Blütenpollen nehmen. »Frühstücksmuffel« sollten eine bis zwei Sorten Obst oder frisch gepressten Saft genießen.

- **Mittagessen – basische Hauptmahlzeit:** Genießen Sie einen Salat und ein Gemüsegericht. Toll schmeckt Eichblattsalat mit 1 Avocado und Cocktailtomaten mit einer Sauce aus 4 Esslöffel Olivenöl, dem Saft einer Zitrone, etwas Gomasio (Sesamsalz) und Pfeffer, 2 Esslöffeln Sesamsaat oder gemischten Ölsamen, 1 Lauchzwiebel in feinen Ringen und etwas gehackter frischer Glattpetersilie. Für das Gemüsegericht wählen Sie eine bis drei Sorten, die Sie gern essen oder probieren möchten. Je nach Sorte waschen, putzen oder/und schälen Sie das Gemüse und schneiden es evtl. mundgerecht. Garen Sie es im Gemüsedämpfer (→ Seite 122). Ein Vorschlag zum Verfeinern: Schneiden Sie eine halbe Schalotte in sehr feine Würfel, erwärmen Sie 2 Esslöffel Olivenöl oder ein anderes kalt gepresstes Pflanzenöl in einem Kochtopf und dünsten die Schalotte glasig an. Nehmen Sie den Topf vom Feuer und wenden Sie das Gemüse kurz darin. Würzen Sie es mit etwas Kräutersalz, Pfeffer und frischen gehackten Kräutern. Auf Seite 123 finden Sie einen weiteren Würzvorschlag.

- **Abendessen – wohltuende Gemüsesuppe:** Zutaten: 1 vegetarischer Gemüsebrühwürfel (Reformhaus), 1 kleine Zwiebel, eine Gemüsesorte, z. B. 2 Kohlrabi, 2–3 Karotten, 1–2 Fenchelknollen oder 2–3 Kartoffeln; frische Kräuter nach Wahl wie Koriander, Basilikum, Petersilie, Majoran, Schnittlauch, Kerbel, Liebstöckel... 1 Liter Wasser und den Brühwürfel in einen Topf geben und aufkochen. Die Zwiebel schälen und fein schneiden. Das weitere Gemüse waschen, ggf. putzen und schälen, dann je nachdem in kleine Würfel oder dünne Scheiben schneiden und mit den Zwiebelwürfeln zur Brühe geben. Je dünner die Scheiben sind, umso schneller ist das Gemüse gar, umso schonender wird es also gegart. Während der Garzeit die Kräuter waschen, trocken schütteln, ggf. von groben Stielen befreien und fein hacken. Geben Sie sie erst dazu, wenn die Suppe im Teller ist, damit die Nährstoffe erhalten bleiben. Schön langsam genießen; dann werden Sie satt!

- **Zwischenmahlzeiten – ohne Hunger basisch durch den Tag:** Knabbern Sie am Vormittag und/oder am Nachmittag Obst oder Gemüserohkost (→ Seite 121), Trockenobst, Mandeln oder Oliven. Bevor Sie snacken, trinken Sie etwas Wasser: Vielleicht ist dann gar kein Pausensnack nötig, und Ihr Stoffwechsel und Verdauungssystem können sich noch besser erholen.

- **Getränke – rein basisch:** Trinken Sie über den Tag verteilt 2,5–3 Liter Quellwasser und milde Kräutertees.

- **Rahmenprogramm:** Bauen Sie kurze Bewegungseinheiten in den Tag ein, machen Sie Sport. Gönnen Sie sich ein bis zwei Basenbäder und zwei bis drei Darmreinigungen pro Woche. Sorgen Sie für genug Schlaf.

Heilfasten für Körper und Seele

Was ist Heilfasten?

Den Begriff Heilfasten, also Fasten mit positiver gesundheitlicher Wirkung, hat der Arzt Dr. Otto Buchinger 1935 geprägt. Heilfasten bedeutet: freiwilliger Verzicht auf feste Nahrung für einen begrenzten Zeitraum, meist für eine bis zwei Wochen. In dieser Zeit nehmen Sie nur mit Wasser verdünnte Frucht- und Gemüsesäfte zu sich sowie Gemüsebrühe und natürlich Kräutertees und Wasser. Sie beginnen das Fasten mit einem oder mehreren Entlastungstagen, in denen Sie weniger, fettarm und ballaststoffreich essen und auf Genussmittel verzichten. Zum Ende der Fastenzeit beginnen Sie sehr behutsam wieder mit dem Essen und achten auf einen ganz allmählichen, bewussten Kostaufbau. Das Ende der Fastenzeit wird mit dem »Fastenbrechen« eingeleitet, bei dem traditionell ein Apfel gegessen wird. Die Zeit nach dem Heilfasten ist auch eine gute Gelegenheit, sich auf eine gesündere, natürlichere Ernährungsweise umzustellen; dabei hilft es, dass sich der Geschmackssinn in der Fastenzeit verfeinert. Vom Grundgedanken her ist Fasten eine Art Auszeit, eine innere Reinigung für Körper und Seele, die dadurch in Gang gesetzt wird, dass man keine feste Nahrung zu sich nimmt und den Darm mehrfach reinigt. Außerdem gönnt man sich in dieser Zeit viel Ruhe und innere Sammlung.

Kann ich mit Heilfasten auch entsäuern?

Frisch zubereitet sind alle oben genannten Fastengetränke basenbildend – abgesehen vom Wasser, das relativ neutral wirkt. Die Ausscheidung wird durch das Fasten angeregt, auch die Säurenausscheidung. Sie können also mit Heilfasten entsäuern, selbst wenn es in der Fastenzeit nicht primär um Entsäuerung geht.

? Ich habe gelesen, dass Heilfasten Gichtanfälle auslösen kann. Stimmt das?

Heilfasten ist eine ziemlich radikale Entgiftungskur. Wenn Sie sich vor der Heilfastenzeit über Jahre hinweg sehr säureüberschüssig ernährt haben, ist anzunehmen, dass sich in Ihrem Bindegewebe oder Ihren Gelenken Säureablagerungen befinden. Daher kann es anfangs zu einer starken Säureausscheidung kommen. Diese ist durchaus erwünscht, kann sich aber sehr unangenehm äußern. In den Gelenken abgelagerte Säuren können zum Beispiel in den ersten Tagen des Fastens mobilisiert werden, was im Fall der Harnsäure zu einem Gichtanfall führen kann. Manche Ärzte interpretieren das leider falsch und ziehen den Schluss, Heilfasten könnte generell Gicht auslösen. Ein Gichtanfall findet aber nur dann statt, wenn – meist ernährungsbedingt – ohnehin zu viel Harnsäure im Körper ist.
Wenn Sie wissen, dass Sie erhöhte Harnsäurewerte haben, sollten Sie mehrere Entlastungstage (→ Seite 206) einlegen, bevor Sie mit dem eigentlichen Fasten beginnen, oder aber eine mildere Fastenform wie etwa Basenfasten wählen. So gewöhnt sich Ihr Stoffwechsel an die Umstellung, und Sie erleben das Fasten von Beginn an als Wohltat für Körper und Seele.

? Sollte ich eine Heilfastenkur unter ärztlicher Anleitung machen?

Wenn Sie ganz gesund sind, können Sie auch ohne ärztliche Anleitung fasten. Leiden Sie an einer oder mehreren chronischen Krankheiten, ist es ratsam, sich von einem Arzt begleiten zu lassen – insbesondere bei Stoffwechselerkrankungen wie Diabetes, Herz-Kreislauf-Problemen oder rheumatischen Erkrankungen. Wichtig: Nur ein Arzt mit der Zusatzbezeichnung »Fastenarzt« besitzt die notwendige Qualifikation.

Andere Fastenformen

? Ist Fasten nach F. X. Mayr auch Heilfasten?

Der österreichische Arzt Franz Xaver Mayr entwickelte eine Kur, die oft als Mayr-Fasten oder Mayr-Kur bezeichnet wird. Mayrs »Milch-Semmel-Diät« soll dazu dienen, das Essverhalten der Patienten zu schulen. Das Kautraining steht dabei im Vordergrund. Mayr kam es weniger auf das »Was« als auf das »Wie« in der Ernährung an. Ernährung ist das Ergebnis aus dem Lebensmittel und der Verdauungsleistung – so sein zentraler Grundsatz. Schon 1912 erschien sein erstes Buch über Darmträgheit. Bestandteil seines Therapieprogramms war wie beim Heilfasten stets auch die Darmreinigung, die er mit Glaubersalz verordnete. Sonst hat die Mayr-Kur keine Ähnlichkeiten mit Heilfasten.

? Wirkt die F.-X.-Mayr-Kur entsäuernd?

Franz Xaver Mayr interessierte sich für die verschiedenen Bauchformen und studierte sie in Bezug auf Gesundheit und Krankheiten. Aus seiner Entdeckung, dass jede Störung der Darmfunktion eine charakteristische Körperhaltung und Bauchform zur Folge hat, entwickelte er die F.-X.-Mayr-Kur, die er anfangs nur mit Milch und luftgetrockneten Semmeln durchführte – weshalb sie oft Milch-Semmel-Diät genannt wird. Es ging ihm dabei um Schonung, Schulung und Säuberung des kranken und überlasteten Darms.

Milch und Semmeln sind keine Basenbildner – das wusste auch schon F. X. Mayr. Sein Ziel war, durch Reduktion auf diese, wie er meinte, leicht verdaulichen Nahrungsmittel und durch das zugehörige Kautraining den Darm so zu entlasten, dass keine Gärungs- und Fäulnisgase mehr entstehen können. Diese seien auch an der Entstehung der Übersäuerung beteiligt.

INFO

Moderne Mayr-Kuren

Franz Xaver Mayr (1875–1965) war davon überzeugt, dass nicht die Wirkung des einzelnen Lebensmittels entscheidend sei, sondern wie der Körper es verwertet. Heute wissen wir, dass viele Menschen Unverträglichkeiten gegen Weizen und Milch haben und die »klassische« Mayr-Diät gar nicht durchführen könnten. Moderne Mayr-Medizin wird daher mit Dinkel- oder anderen Getreidearten angeboten und anstelle der Kuhmilch mit Ziegen-, Schaf-, Hafer-, Reis- oder Sojamilch. Diese Lebensmittel haben alle keine entsäuernde Wirkung. Dennoch leistet die Mayr-Kur einen Beitrag zur Darmgesundheit. In der modernen Mayr-Medizin werden zusätzlich basische Mineralien verordnet, damit ein gestörter Säure-Basen-Haushalt während einer strengen Mayr-Kur ausgeglichen werden kann.

? Was ist die milde Ableitungsdiät?

Die *milde Ableitungsdiät* ist eine sanfte Diätform, die der Mayr-Arzt Erich Rauch zusammen mit dem Mayr-Koch Peter Mayr vor etwa 30 Jahren aus der Mayr-Kur heraus entwickelt hat. Im Vordergrund stehen dabei verdauungsschonende Speisen, die je nach individueller Verträglichkeit gewählt werden. Die milde Ableitungsdiät berücksichtigt auch den Säure-Basen-Haushalt: Die Rezepte sind so konzipiert, dass ein Basenüberschuss erreicht wird. Mittels der milden Ableitungsdiät in Verbindung mit den Therapiesäulen der Mayr-Kuren wie Schonung, Säuberung und Schulung kann man den Körper schonend entsäuern. Wichtig ist dabei, dass die Nahrung langsam und gründlich gekaut wird – das Kautraining. Die milde Ableitungsdiät ist den Prinzipien der 80/20-Regel verwandt.

? Wirkt reines Saftfasten entsäuernd?

Reines Saftfasten ist eine abgewandelte Form des Heilfastens. Dabei wird viel Obst- und Gemüsesaft getrunken. Idealerweise sollten diese Säfte frisch gepresst sein, weil sie dem Körper dann genügend Basen zuführen – und besser schmecken. Leider werden meist Fertigsäfte dazu verwendet, die in puncto Gesundheitswert und Aroma Frischsäften meist unterlegen sind. Saftfasten wirkt relativ gut entsäuernd. Sie sollten jedoch wissen: Wenn Sie mehr Obst- als Gemüsesäfte trinken, kann der hohe Zuckergehalt des Obstes verstärkte Darmgärung bewirken und schnell wieder hungrig machen. Reines Saftfasten ist daher als Entsäuerungskur nur sinnvoll, wenn Sie frisch hergestellte, sofort verwendete und Gemüse- und Obstsäfte im Verhältnis 80 zu 20 trinken.

? Kann ich mit Früchtefasten entsäuern?

Reines Früchtefasten führt der Säure-Basen-Bilanz nach rein rechnerisch zu einer Entsäuerung. Es ist aber mit Vorsicht zu genießen. Wenn Sie zu einem labilen Blutzuckerspiegel neigen, können Sie dabei in richtige »Energielöcher« fallen. Dass Ihr Blutzuckerspiegel labil ist, erkennen Sie daran, dass Ihre Energie ab dem späten Vormittag stark nachlässt, dass Sie müde werden und dem nur abhelfen können, indem Sie eine Kleinigkeit essen. Diesen Blutzuckerabfall, zu dem manche Menschen genetisch bedingt neigen, nennt der Mediziner Hypoglykämie. Für die Betroffenen ist Früchtefasten gar nicht geeignet. Sie können natürlich trotzdem Obst essen, aber nicht ausschließlich. Hinzu kommt, dass Obst aufgrund seines hohen, schnell verwertbaren Fruchtzuckeranteils sehr bald wieder hungrig macht. Empfehlenswert ist es auf jeden Fall immer, Obst im Laufe der ersten Tageshälfte zu essen, da es dann leichter verdaut werden kann.

? Wie wirkt Suppenfasten auf den Säure-Basen-Haushalt?

Beim Suppenfasten essen Sie zu allen Mahlzeiten ausschließlich frische, selbst gekochte Gemüsesuppen. Auch eine reine Kartoffelsuppe gehört dazu; Hühnersuppe, Gulaschsuppe und Ähnliches aber natürlich nicht. Eine Fastenkur mit Gemüsesuppe kann durchaus dazu beitragen, den Säure-Basen-Haushalt zu entlasten und ins Gleichgewicht zu bringen. Die Kur ist erfahrungsgemäß nur etwas für echte Suppenfans – alle anderen verlieren schnell die Lust daran und brechen das Fasten ab. Als gute Alternative zum Suppenfasten gibt es Entsäuerungskuren, die auch feste Nahrung enthalten sowie lecker und abwechslungsreich sind, zum Beispiel das Basenfasten (→ Seite 199 ff.).

? Wenn Basenfasten entsäuert und basisch macht, macht Säurefasten dann sauer?

Hinter dem sogenannten Säurefasten verbirgt sich der Gedanke, durch das Reduzieren von Säurebildnern eine Entsäuerung zu erreichen. Bei genauerer Betrachtung handelt es sich dabei um eine Säure-Basen-Diät, also eine basenüberschüssige Kost (→ Seite 196 ff.), bei der eine bestimmte Menge an Säurebildnern erlaubt ist. Der Begriff Säurefasten ist etwas irreführend, da man, wenn man von Früchtefasten, Suppenfasten, Basenfasten und so weiter spricht, immer die Art Nahrungsmittel nennt, die im Rahmen des Fastens vorwiegend verzehrt werden soll, und nicht die Dinge, auf die man verzichtet. Aber der Sprachgebrauch ist inkonsequent, und mit Säurefasten ist daher gemeint, dass man den Verzehr von Säurebildendem eher einschränkt. In einigen Angeboten zu Seminaren und Kursen zum Säure-Basen-Haushalt wird eine stark basenüberschüssige Kost unter dem Begriff Säurefasten geführt.

Heilkrisen meistern

? Können wegen einer Entsäuerungskur gesundheitliche Probleme auftreten?

Ob es während einer Entsäuerungskur zu sogenannten Heilkrisen kommt, hängt von Ihrem momentanen Gesundheitszustand ab und davon, wie intensiv die Kur ist. Heilkrisen setzen meist in den ersten Tagen einer Kur ein und verschwinden in der Regel nach zwei bis vier Tagen von allein. Sie können sich sehr unterschiedlich äußern; meist handelt es sich um Verstärkungen von krankheitsbedingten Symptomen wie Hautausschlägen oder Schmerzen. So kann beispielsweise im Rahmen einer Entsäuerungskur eine Neurodermitis wieder ausbrechen und starken Juckreiz sowie Entzündungen mit Eiterbildung mit sich bringen. Es kann aber auch nur zu einer leichten Verschlechterung des Hautbilds kommen. Viele chronische Krankheiten, insbesondere allergisch bedingte, aber auch rheumatische, können sich im Rahmen einer Entsäuerungskur scheinbar verschlimmern. Diese Anzeichen bedeuten aber meist nur, dass die Kur anspricht, den Stoffwechsel mobilisiert und den Körper von Säuren befreit.

? Mein Körpergeruch hat sich bei der Entsäuerungskur verändert. Ist das normal?

Während der ersten Tage der Kur nehmen die meisten Menschen fremde Gerüche an sich wahr, etwa Mund- und unangenehmen Schweißgeruch. Auch der Geruch und die Farbe von Stuhl und Urin können sich ändern. Das alles ist ein Zeichen dafür, dass Ihr Körper entsäuert wird. Unterstützen Sie ihn bei der Ausscheidung, indem Sie viel stilles Wasser zur Durchspülung trinken. Dann legen sich auch die unangenehmen Körpergerüche schneller wieder.

INFO

Schmerzen bei der Entsäuerungskur
Immer wieder berichten Menschen in den ersten Tagen einer Entsäuerungskur von Schmerzen in der Lendenwirbelsäule, an Schultern und Nacken oder in den Gelenken. Meist haben die betreffenden Stellen früher schon einmal Probleme bereitet. Das erneute Auftreten im Rahmen einer Entsäuerung ist in der Regel ein Zeichen dafür, dass der Stoffwechsel reagiert und die Säureausscheidung in Gang gekommen ist – also kein Grund, die Kur zu unterbrechen! Lassen die Schmerzen nicht nach einem bis zwei Tagen nach, hilft *Schüßler-Salz Nr. 7, Magnesium phosphoricum D 6,* die Muskulatur zu entspannen und die Schmerzen schneller loszuwerden. Lassen Sie dreimal täglich 1–2 Tabletten des Schüßler-Salzes jeweils vor den Mahlzeiten im Mund zergehen. Dauer der Einnahme: wenige Tage, solange die Schmerzen bestehen.

? Kann man Heilkrisen bei Entsäuerungskuren nicht ganz vermeiden?

Je länger Sie schon an einer chronischen Krankheit leiden und je mehr Beschwerden und Krankheiten Sie haben, umso wahrscheinlicher kann eine Heilkrise auftreten, wenn auch meist nur eine leichte. Gehen Sie also behutsam vor: Essen Sie zunächst nur eine oder zwei rein basische Mahlzeiten pro Tag und beobachten Sie, wie Ihre Haut, Ihr Darm, Ihre Gelenke darauf reagieren.

? Kann man Heilkrisen beeinflussen?

Heilkrisen können auch »gesteuert« werden: Wenn etwa beim Heilfasten die Krise nach zwei Tagen nicht abklingt, sollten Sie auf eine sanftere Fastenkur wie Basenfasten umstellen oder auf eine milde Ableitungsdiät.

Wenn Sie Baseninfusionen bekommen, legen Sie eine Woche Pause ein. Können Sie allein nicht gut beurteilen, wie Sie die Entsäuerung nun richtig »dosieren« sollten, lassen Sie sich von einem auf Entsäuerungskuren spezialisierten Therapeuten helfen.

? Während einer Entsäuerungskur hatte ich oft Wadenkrämpfe. Was bedeutet das?

Von Schmerzen und Krämpfen in den Waden oder generell in den Beinen während des Entsäuerns berichten Patienten öfter. Diese treten meist in den ersten Tagen der Kur auf und verschwinden nach drei bis vier Tagen von allein. Man geht davon aus, dass sich in der Beinmuskulatur Säuren abgelagert haben, die durch die Entsäuerung zunächst mobilisiert werden, was Schmerzen oder Krämpfe hervorrufen kann. Erfahrungsgemäß tritt das Phänomen bevorzugt bei Menschen auf, die seelisch unter starker Anspannung stehen. Vor allem Menschen, die versuchen, für andere ihr Bestes zu geben, und sich dabei verausgaben, reagieren in den ersten Tagen mit Schmerzen oder Krämpfen in den Beinen.

? Was bedeuten Kopfschmerzen, die im Rahmen einer Entsäuerungskur auftreten?

Kopfschmerzen in den ersten Tagen einer Entsäuerungsmaßnahme können unterschiedliche Ursachen haben. Sie können wie viele andere »Erstreaktionen« eine Folge der verstärkten Säureausleitung sein. Meist sind sie jedoch Folge des Kaffeeentzugs: Kaffee hat eine starke Wirkung auf die Blutgefäße, die nun wegfällt. Bei einer Entsäuerungskur sollten Sie Kaffee in jeder Form weglassen – die Kopfschmerzen vergehen bald von selbst. Auch das *Schüßler-Salz Nr. 7, Magnesium phosphoricum D6,* kann helfen.

Spezielle Diäten

? Kann ich mit einer purinarmen Diät den Körper auch entsäuern?

Eine purinarme Diät wird bei bestimmten Erkrankungen empfohlen, die mit einer Erhöhung des Harnsäurewerts im Blut einhergehen, etwa bei Gicht. Da viele Säurebildner wie Fleisch, Fisch, Hülsenfrüchte und Kaffee viel Purin enthalten, können Sie schon durch die Reduzierung dieser Nahrungsmittel zur Entsäuerung beitragen. Sie sollten aber gleichzeitig die allgemeinen Empfehlungen zu einer basenüberschüssigen Kost (→ Seite 196 ff.) beherzigen.

? Wie wirkt sich die Atkins-Diät auf den Säure-Basen-Haushalt aus?

Die Auswirkungen der Atkins-Diät *(Low carbohydrate high protein diet – LCHP)* auf den Säure-Basen-Haushalt sind in einer Studie untersucht worden. Begleitend zur Diät wurden über sechs Wochen unter anderem die Citrat- und die Kalziumausscheidung im Urin gemessen. Der Kalziumverlust durch den Urin stieg trotz nahezu konstanter Kalziumzufuhr mit der Nahrung signifikant an. Die LCHP-Diät führte zu einer deutlichen Säurebelastung. Dies liegt vor allem an der hohen Zufuhr an tierischem Eiweiß. Auch der Kalziumhaushalt wird beeinträchtigt, was das Risiko für einen Knochenabbau und für die Bildung von Nierensteinen erhöht.

? Hilft die Low-fat-Diät beim Entsäuern?

Das Problem der Low-fat-Diäten ist die vermehrte Zufuhr säurebildender Eiweiße; zum Großteil neutral wirkende Fette werden dagegen nur sehr sparsam verwendet. Eine Low-fat-Diät wirkt deshalb insgesamt säurebildend.

? Was ist die »homöopathische Diät«?

Die *homöopathische Diät* wurde von Samuel Hahnemann propagiert, dem Begründer der Homöopathie. Der Säure-Basen-Haushalt war für Hahnemann noch kein Thema. Die Ratschläge, die er seinen Patienten gab, gleichen aber in ganz erstaunlicher Weise denen für eine basenüberschüssige Kost: Kaffee sei zu meiden, da er selbst gewisse arzneiliche Kräfte aufweise, die die Therapie mit homöopathischen Mitteln maßgeblich stören könnten. Ähnliches galt unter anderem für Schwarztee, intensive Kräutertees, gewürzte Schokolade, stark gewürzte Speisen, alten Käse und Fleisch (etwa abgehangenes Wild), Fleisch und Fett von Schwein, Ente und Gans, ein Übermaß an Zucker und Kochsalz sowie hochprozentige alkoholische Getränke.
Dagegen empfahl er besonders junge grüne Erbsen, grüne Bohnen, über Wasserdampf gegarte Kartoffeln und Möhren – als hätte der Visionär Hahnemann Ragnar Bergs Empfehlung, Gemüse im Dämpfverfahren zu garen, rund hundert Jahre vorausgeahnt!

? Wirkt mediterrane Kost entsäuernd?

Als man vor Jahren beobachtete, dass Bewohner der Mittelmeerländer deutlich seltener an Herz-Kreislauf-Erkrankungen leiden, begann man, deren Ernährungsgewohnheiten zu erforschen. Mediterrane Kost bezeichnet eine Ernährungsweise, die viel Gemüse wie Tomaten, Zucchini, Auberginen, Salat, Fisch und vor allem kalt gepresstes Olivenöl enthält. Vieles davon ist in der Tat basenbildend. Die heute übliche »Mittelmeerkost« in Italien, Griechenland, Spanien … enthält allerdings viel Fleisch, Käse, Brot aus Weißmehl, Nudeln, Kaffee, üppige Desserts, Alkohol und Limonaden – alles Säurebildner. Mediterranes Flair für Ihre Basenküche liefern Gemüse und Obst sowie naturbelassenes Olivenöl!

? Ist Trennkost eine Entsäuerungskur?

Die Trennkost wurde von dem Mediziner Howard Hay (1866–1940) begründet. Er litt mit 40 Jahren an einer lebensbedrohlichen Nierenkrankheit. Die Ärzte hatten ihn bereits aufgegeben. Aufgrund seiner Kenntnisse der Ernährung bei Naturvölkern stellte er sich 1907 eine Diät zusammen, die ihn innerhalb von nur drei Monaten wieder gesund werden ließ. Sie ging als »Trennkost« in die Geschichte ein. Aus Howard Hays Sicht beruhen alle Krankheiten auf zwei Ursachen: Diese sind erstens die Übersäuerung des Organismus und zweitens eine verzögerte Verdauung wegen des gleichzeitigen Verzehrs von Kohlenhydraten und Eiweiß.
Es ist davon auszugehen, dass Hay, ein Zeitgenosse Ragnar Bergs, dessen Theorie kannte. Trennkost basiert auf folgenden Prinzipien: Kohlenhydrate und Eiweiß sollen nie zusammen verzehrt werden, da deren Kombination die Verdauung verzögere. Zwischen den Mahlzeiten sollen je vier Stunden liegen. Eiweißmahlzeiten sollen mittags, kohlenhydrathaltige Mahlzeiten abends eingenommen werden. Neutrale Nahrungsmittel können sowohl zusammen mit Eiweiß als auch zusammen mit Kohlenhydraten verzehrt werden. Man sollte in Ruhe essen und gut kauen. Die Kost soll zu 80 Prozent aus Basenbildnern und zu 20 Prozent aus Säurebildnern bestehen.
Hays damalige Einteilung der Lebensmittel in »sauer« und »basisch« deckt sich nur teilweise mit den bekannten Säure-Basen-Tabellen. Im Großen und Ganzen stimmen seine Empfehlungen aber mit der basenüberschüssigen Ernährung nach Ragnar Berg überein.
Wichtig ist, nach der original Hay'schen Trennkost vorzugehen, denn in neueren Büchern zu diesem Thema fällt der Ausgleich des Säure-Basen-Haushalts unter den Tisch. Die Hay'sche Trennkost ist außerdem keine Entsäuerungsmethode wie zum Beispiel das Basenfasten (→ Seite 199 ff.).

So bleibt der Säure-Basen-Haushalt im Gleichgewicht

Haben Sie eine Entsäuerungskur gemacht? Herzlichen Glückwunsch! Sind Ihre Beschwerden verschwunden oder haben deutlich nachgelassen, fühlen Sie sich wieder fit und vital? Dann können Sie davon ausgehen, dass die Kur ein Erfolg war. Sollten Sie aber Zweifel haben, weil Sie sich nicht so gut fühlen wie erwartet, denken Sie über mögliche Ursachen nach: Haben Sie sich während der Kur zu viele kleine »Sünden« in Ernährung und Lebensweise erlaubt? Haben Sie die Kur zu früh abgebrochen und sollten sie möglicherweise wiederholen? Oder machen Ihnen vielleicht chronische Krankheiten zu schaffen, die von einem Therapeuten behandelt werden sollten?
Wenn Sie sich aber richtig gut fühlen, gilt es jetzt, Ihren Säure-Basen-Haushalt dauerhaft im Gleichgewicht zu halten. Achten Sie nach der Kur darauf, nicht in alte Verhaltensmuster zurückzufallen. Orientieren Sie sich langfristig an der basenüberschüssigen Kost und »entsäuern« Sie Ihre Lebensgewohnheiten – mit genug Bewegung, genügend Schlaf und regelmäßiger Erholung.
Dass eine einzige Entsäuerungskur fürs ganze Leben ausreicht, ist nicht anzunehmen. Der Alltag fordert uns, so sehr wir uns auch bemühen, uns gesund und fit zu halten. Und er macht uns trotz aller guten Vorsätze ab und an einen Strich durch die Rechnung. Wenn Sie in einen mehr oder weniger stressigen Berufs- oder Familienalltag eingespannt sind, ist eine Entsäuerungskur ein- bis zweimal im Jahr ratsam. Die Empfehlungen in diesem Kapitel helfen Ihnen dabei, in der Zwischenzeit so »basisch« wie möglich zu leben.

Basisch essen im Alltag

? Sollte ich am besten nur noch basenbildende Lebensmittel essen?

Dies werden wir sehr oft gefragt. Wenn Sie Ihre Säure-Basen-Bilanz dauerhaft auf der gesunden basischen Seite halten wollen, heißt das keineswegs, dass Sie nun nie mehr etwas Säurebildendes essen oder trinken dürfen. Es kommt in erster Linie auf die Mengenverhältnisse der Säuren und Basen in der Nahrung an. Wenn Sie jedoch Ihre Ernährung umstellen – auf viel frisches Obst und Gemüse –, verfeinert sich mit der Zeit Ihr Geschmackssinn, sodass Sie viele ungesunde Nahrungsmittel wie Weißmehlprodukte, zuckerreiche Süßigkeiten, Limonaden und gefärbte Milchprodukte mit künstlichen Aromen gar nicht mehr mögen werden. So jedenfalls geht es uns und vielen unserer Patienten und Leser.

? Wenn ich basenüberschüssig esse, ernähre ich mich dann in jedem Fall automatisch gesund?

Die Ernährung nach der 80/20-Regel ist Grundvoraussetzung für eine basische Lebensweise. Basenüberschüssige Kost kann aber auch sehr einseitig sein, wenn Sie immer das Gleiche essen. Basenbildende Nahrungsmittel sind reich an Vitalstoffen, doch jedes bietet eine ganz spezielle Zusammensetzung davon; schon Ragnar Berg betonte, dass es auf die Vielseitigkeit der Nahrung ankomme. Das heißt zum Beispiel fürs Mittagessen: heute Karotten und Petersilienkartoffeln, morgen Mangold mit Süßkartoffeln und Sesam, übermorgen ein kleines Seelachsfilet mit viel Lauchgemüse und Champignons, davor jeweils ein anderer Salat mit frischen Kräutern. Wenn Sie so abwechslungsreich essen, ernähren Sie sich nicht nur basenüberschüssig, sondern auch gesund.

? Muss ich ab jetzt ganz streng nach der 80/20-Regel leben?

Wenn Sie Ihre Säure-Basen-Bilanz dauerhaft auf der gesunden, also auf der basischen Seite halten wollen, sollten Sie sich so ernähren, dass beim täglichen Essen und Trinken in der Bilanz immer ein Basenüberschuss entsteht. Ragnar Berg sprach von vier Fünfteln Basen und einem Fünftel Säuren – die heute weitverbreitete 80/20-Regel, über die weitgehend Einigkeit herrscht. Wenn einige Forscher von einer 70/30-Regel sprechen, so sehen wir diese Aufteilung eher als Toleranzbereich für kleine Ernährungssünden. Der Säure-Basen-Haushalt geht nicht gleich in die Knie, wenn Sie an manchen Tagen weniger Obst und Gemüse essen. Machen Sie sich keinen Stress: Auch wenn Sie Ihr Ziel in der Praxis nicht immer erreichen, ist es hilfreich, wenn Sie es vor Augen haben. Setzen Sie immer vorwiegend Basenlieferanten auf den Speiseplan. Ernährungsumstellung ist ein Prozess, der einige Jahre dauern kann.

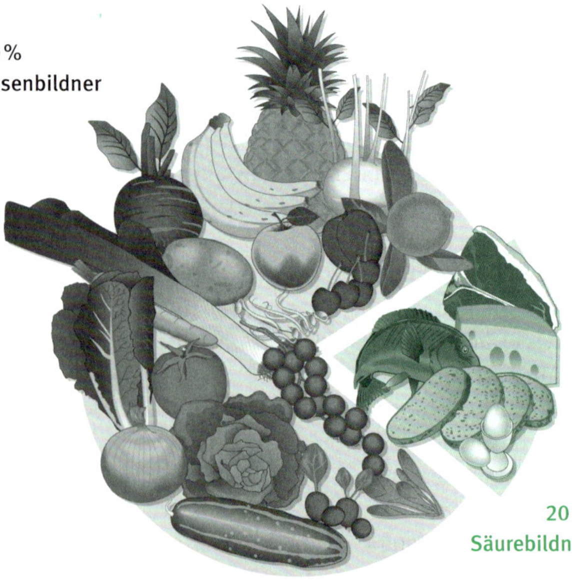

? Wie kann ich – außer mit den richtigen Lebensmitteln – meine Mahlzeiten basisch gestalten?

Was Sie essen, spielt eine entscheidende Rolle für Ihre Gesundheit und Ihren Säure-Basen-Haushalt. Wichtig ist aber auch, wie Sie essen. Wenn Sie Ihr basisches Obst und Gemüse in Hektik zu sich nehmen und nicht gründlich kauen, kann Ihr Körper nur einen Teil der gesunden basenbildenden Nährstoffe verwerten. Nehmen Sie daher Ihre Mahlzeiten in Ruhe und in möglichst angenehmer Atmosphäre ein. Essen nebenbei, etwa am Computer, auf der Straße oder unterwegs, bedeutet für den Körper Stress und wirkt säurebildend – egal ob Sie einen Hamburger verdrücken oder einen Apfel hinunterschlingen. Auch Geschäftsessen sind eher stressig und säurebildend, da man sich in erster Linie aufs Geschäft konzentriert, statt darauf, die Nahrung zu genießen.

? Wie stark ist der Jo-Jo-Effekt, wenn ich nach einer Entsäuerungskur gleich wieder viele Säurebildner zu mir nehme?

Viele Menschen entscheiden sich für eine Entsäuerungskur, um ihr Körpergewicht zu normalisieren, denn durch Basenfasten oder die Umstellung auf basenüberschüssige Kost purzeln die Pfunde. Dieser Nebeneffekt ist für viele Menschen sogar der Hauptgrund für eine Entsäuerungskur bzw. eine Ernährungsumstellung. Wenn Sie sich aber nach der Kur wieder genauso ernähren wie davor, sind die Pfunde schneller wieder auf den Hüften, als sie gepurzelt sind. Besonders im Rahmen einer Entsäuerungskur ist dieser sogenannte Jo-Jo-Effekt aber vermeidbar und außerdem selten.
Das Hauptaugenmerk liegt hier nicht auf der Gewichtsabnahme, sondern darauf, gesund zu bleiben oder zu werden. So stehen beim Entsäuern und bei der basen-

überschüssigen Kost nicht schnelle Abnehmtricks im Vordergrund, die in gesundheitlicher Hinsicht oft sehr fragwürdig sind. Betrachten Sie Ihre Entsäuerungskur als umfassendes Gesundheitskonzept – mit der Gewichtsregulierung als willkommenem kleinem Extra. Wenn Sie sich nach der Kur wieder wohler in Ihrer Haut fühlen, sollten Sie erst gar nicht abwarten, bis Sie die ersten Anzeichen einer erneuten Übersäuerung wahrnehmen. Nutzen Sie von Anfang an die Gelegenheit, Ihre Ernährungs- und Lebensweise so auszurichten, dass es gar nicht erst zu einem Jo-Jo-Effekt und erneuter Übersäuerung kommen kann.

? Warum ist es für ältere Menschen so wichtig, sich besonders obst- und gemüsereich zu ernähren?

Der Stoffwechsel verlangsamt sich ab Mitte 40 deutlich. Das bedeutet auch, dass sämtliche Entgiftungsvorgänge im Organismus nicht mehr so schnell ablaufen. Je älter wir werden, umso langsamer werden diese Prozesse, und dem gilt es die Ernährungsweise anzupassen.
Wer sich stattdessen als älterer Mensch genauso üppig ernährt, wie er es in jüngeren Jahren getan hat, der häuft in seinem Körper Säuren an. Besonders die Leistungsfähigkeit der Nieren reduziert sich mit fortschreitendem Alter deutlich – und damit sinkt auch die Menge der durch sie ausgeschiedenen Säuren.
Bei einem hohen Fleischkonsum benötigt der Mensch jedoch gut funktionierende Nieren, um die anfallende Harnsäure abbauen zu können. Ältere Menschen sollten daher nicht öfter als ein- bis zweimal pro Woche Fleisch oder Fisch verzehren und jeden Tag Obst, Gemüse und Salat essen. Pflanzliche Kost belastet den Stoffwechsel viel weniger als tierische. Wichtig ist auch, dass gerade ältere Menschen für ausreichend Bewegung sorgen.

TIPP

Ernährung im Säure-Basen-Gleichgewicht

Hier finden Sie die wichtigsten Tipps zur basenüberschüssigen Ernährungsweise noch einmal im Überblick:

- Obst und Gemüse spielen nun die Hauptrolle in Ihrer täglichen Ernährung. Säurebildner wie Fleisch, Fisch oder Nudeln genießen Sie als Beilage.
- Bevorzugen Sie als Snacks für zwischendurch Nüsse, Trockenobst und Oliven.
- Essen Sie an Getreide nur Vollwertgetreide und probieren Sie statt Weizen auch mal Dinkel, Hirse, Braunhirse, Buchweizen, Amaranth und Quinoa.
- Gewöhnen Sie sich eine tägliche Trinkmenge von 2–3 Litern stillem Wasser oder Kräutertee an. Verzichten Sie weitgehend auf flüssige Kalorienbomben, denn sie belasten den Körper neben den Kalorien auch mit Säure. Wenn Sie auf Kaffee nicht verzichten können, trinken Sie maximal zwei Tassen pro Tag.
- Zum Frühstück gibt es vorzugsweise Obst oder ein Müsli mit Obst. Verwenden Sie Zitronen- oder Orangensaft oder eine pürierte Banane anstelle von Milch oder Milchprodukten. So ist die Mahlzeit basischer, das Obst bekömmlicher. Auch ein frisch gepresster Saft ist ein gutes Frühstück.
- Das Mittagessen ist die Hauptmahlzeit des Tages. Sie enthält einen großen Rohkostsalat – immer mit frischen Keimlingen und/oder frischen Kräutern. Anschließend können Sie ein warmes Gericht essen, das mindestens eine Gemüsesorte enthält. Fisch, Fleisch oder Teigwaren sind nur Beilagen.
- Zum Abendessen können Sie Vollkornbrot mit etwas Käse oder pflanzlichem Aufstrich essen. Wenn Sie mittags Fleisch oder Fisch gegessen haben, sollten Sie abends eher wenig essen: eine Gemüsesuppe oder einige Pellkartoffeln mit Butter oder Avocadocreme.

Bewegung in Balance

? Welche Rolle spielt regelmäßige Bewegung für den Säure-Basen-Haushalt?

Neben der Ernährung ist Bewegung sehr wichtig für das Säure-Basen-Gleichgewicht. Sportliche Betätigung, vor allem Ausdauersport, in Verbindung mit ausreichenden Ruhephasen wirkt sich positiv auf die Säure-Basen-Bilanz und den Kreislauf aus – nicht zuletzt deshalb, weil sie Stress abbaut. Bewegung setzt Glückshormone frei; daher wirkt sie direkt entsäuernd. Und sie regt die Durchblutung an, was eine wichtige Voraussetzung für die Beschleunigung des Stoffwechsels ist. In Bewegung vertieft sich die Atmung, was der Lunge hilft, Säuren abzuatmen. Bewegung stärkt und unterstützt das gesamte Puffersystem (→ Seite 12 ff.) des Körpers: die Knochen, die Haut, die Nieren, den Darm, die Lunge, die Leber und das Bindegewebe.

? Reichen nicht Hausarbeit, Treppensteigen und Einkaufen schon aus?

Eindeutig nein! Menschen, die uns diese Frage stellen – und glauben, sich genug zu bewegen –, sind klassische »Bewegungsmuffel«. Der gesundheitsfördernde Effekt von Bewegung liegt vor allem in Regelmäßigkeit und Ausdauer. Oft hören wir besonders von älteren Patienten, sie hätten nicht genügend Kraft, täglich 30 oder 40 Minuten am Stück zu laufen. Fragen wir nach, stellt sich heraus, dass sie es einmal kurz probiert haben, eine Stunde gelaufen sind und danach so erschöpft waren, dass sie gleich wieder aufgegeben haben. Einsteiger sollten ihr Training sanft und langsam aufbauen! Es bringt nichts, sich einmal pro Woche auszupowern. Wer eine Sportart findet, die wirklich zu ihm passt, und sich langsam darin steigert, hat dauerhaft Erfolg damit.

? Welche Ausdauersportarten sind auch für Anfänger geeignet?

Wenn Ihnen Laufen (Joggen) zunächst zu anstrengend ist, können Sie es mit Walking oder zügigem Gehen versuchen. Auch Radfahren oder Schwimmen sind gute Alternativen. Die Hauptsache dabei: gleichmäßige Aktivität ohne Unterbrechungen und mit einer Leistung, die Sie immer zumindest leicht fordert. So stellen sich von selbst Fortschritte ein. Buchtipps zum Thema finden Sie ab Seite 245, interessante Adressen ab Seite 243.

? Wie oft muss ich mich sportlich betätigen, um einen positiven Effekt zu erhalten?

Jedes Ausdauerprogramm, ob Wandern, Jogging, Radfahren, Tanzen oder Schwimmen, sollte mindestens dreimal wöchentlich für 30–60 Minuten ausgeführt werden, um aus gesundheitlicher Sicht seine ideale Wirkung zu entfalten. Am besten wären sogar fünf bis sechs wöchentliche Trainingseinheiten. Überlegen Sie, welche Zeiten Sie im Laufe der Woche dafür einplanen könnten.

? Ist es für den Säure-Basen-Haushalt egal, welche Ausdauersportart ich ausübe?

Ob Sie drinnen oder draußen trainieren möchten, allein oder zu zweit, in einer Gruppe oder einem Verein, bleibt Ihren Vorlieben überlassen. Wenn Sie sich für eine Sportart unter Anleitung interessieren, vereinbaren Sie eine Probestunde. Wenn Sie am liebsten täglich eine Runde durch einen nahe gelegenen Wald oder Park joggen oder walken, legen Sie eine Tageszeit fest und machen Sie diese Runde zu Ihrem festen Ritual. Wozu auch immer Sie sich entscheiden: Nur wenn Ihr Bewegungsprogramm Ihnen Spaß macht und in Ihren Alltag passt, werden Sie wirklich am Ball bleiben.

? Stimmt es, dass Ausdauersport der Osteoporose vorbeugt?

Osteoporose (Knochenbrüchigkeit) beruht auf einem beschleunigten Knochenabbau in Verbindung mit Übersäuerung. Eine konsequent basische Kost wirkt dem zuverlässig entgegen. Außerdem schützt regelmäßige Bewegung vor Osteoporose, da sie zur Stabilität der Knochen beiträgt, den Abbau von Säuren unterstützt und die Muskulatur kräftigt.

? Hilft Ausdauersport auch bei Diabetes?

Ja, und zwar sogar in ganz entscheidendem Ausmaß. Untersuchungen belegen diese Tatsache sehr anschaulich: Diabetiker, die nach dem Essen eine halbe Stunde gehen, weisen eine deutlichere, anhaltendere Blutzuckersenkung auf als solche, die sich nach dem Essen nicht bewegen. Dieser Effekt ist direkt messbar.

? Sind auch Yoga, Tai Chi oder Qigong gut für den Säure-Basen-Haushalt?

Yoga, Tai Chi und Qigong sind umfassende Programme für Körper, Seele und Geist. Der Gewinn der Körperübungen liegt in erster Linie in der Harmonisierung des ganzen Menschen. Ihre entspannende, stressreduzierende, die Atmung vertiefende Wirkung hat einen günstigen Einfluss auf den Säure-Basen-Haushalt. Auch die Muskeln, vor allem die tief sitzende Muskulatur, wird dabei gekräftigt – auch eine Entlastung für die Wirbelsäule. Dennoch erzielen die Körperübungen nicht die Wirkungen des Ausdauersports. Ideal ist eine Kombination von Ausdauersport mit Yoga, Tai Chi oder Qigong. Manche Kurse und Bewegungsprogramme werden sogar von den Krankenkassen wegen ihrer gesundheitsfördernden Wirkung bezahlt – fragen Sie nach!

Eine ausgewogene Lebensweise

? Wie wirkt sich die Schlafdauer auf den Säure-Basen-Haushalt aus?

Wie schon vor Jahrzehnten erforscht, braucht der Körper die nächtliche Ruhe, um seine Stoffwechseltätigkeiten zu erledigen. In der Nacht laufen viele Entgiftungsvorgänge ab, die durch zu wenig Schlaf gestört werden können. Der Forscher Erik Forsgren entdeckte den Leberrhythmus (→ Seite 20) und zeigte auf, wie bedeutsam allein die Entgiftungsleistungen der Leber während der Nacht sind. In der Erfahrungsheilkunde ist bekannt, dass diese Vorgänge, vor allem die Entgiftungsvorgänge, nur dann optimal ablaufen können, wenn der Mensch schläft. Achten Sie darauf, regelmäßig möglichst vor Mitternacht zu Bett zu gehen und pro Nacht Ihre sieben bis acht Stunden Schlaf zu bekommen!

? Wie wirkt es sich auf den Säure-Basen-Haushalt aus, spätabends zu essen?

In der Nacht laufen Entgiftungsvorgänge ab, die durch zu spätes Abendessen gestört werden können. Wenn Sie Ihr Abendessen bis 19 Uhr einnehmen, hat Ihr Körper Zeit, verbrauchte Stoffwechselprodukte umzubauen – oft zu Säuren – und sie am Morgen mit dem ersten Urin auszuscheiden. Beim gesunden Menschen herrscht so während der Nacht eine Basenebbe. Wer spätabends oder nachts etwas isst – auch nur eine Kleinigkeit –, behindert diesen Vorgang und bewirkt damit auf Dauer, dass die überschüssigen Säuren nicht vollständig ausgeschieden werden können. Besonders nach einem üppigen, fettreichen Essen kommt es häufig zu Schlafstörungen: Sie wachen nachts auf, meist gegen 2 Uhr. Dies entspricht genau der »Leberzeit« nach der chinesischen Organuhr – die Hoch-Zeit der Stoffwechselarbeit der

Leber, die nun neben ihrer normalen Arbeit auch noch »verdauen« muss. Gönnen Sie Ihrem Organismus immer seine nächtliche »Fastenzeit« und verschonen Sie ihn mindestens zwölf Stunden mit Verdauungsstress.

? Muss ich jeden Stress vermeiden, um basisch zu leben?

Stress lässt sich heute nicht ganz vermeiden, doch ständiger Stress säuert. Wichtig für ein ausgewogenes Säure-Basen-Verhältnis ist die richtige *Work-life-balance:* Planen Sie die Zeiten für Erholung, Bewegung, Entspannung und Hobbys genau wie Arbeitstermine ein. Besonders wenn Sie das Gefühl haben, tief in der Stressfalle zu sitzen, kann eine Massage, ein Termin bei der Kosmetikerin oder ein Tag im Thermalbad Wunder wirken.

? Macht Optimismus basisch?

Auch wenn es bislang nicht erforscht wurde, so deuten doch einige Anzeichen darauf hin, dass Säure-Basen-Haushalt und Seelenleben zusammenhängen. Bekannt ist, dass Stress Säure produziert und negative Gedanken in engem Zusammenhang mit Stress stehen. Ragnar Berg wies darauf hin, dass seelische Veränderungen seine Stoffwechselversuche beeinflussten. Er konnte diese Einflüsse zwar nicht konkret berechnen, aber wiederholt beobachten. Berg kam zu dem Schluss, dass »Freud und Leid einen Einfluss auf Stoffumsatz und Ausscheidung« haben. Diese Beobachtungen decken sich mit unseren Erfahrungen und mit denen vieler unserer Kollegen. Bauen Sie Stress ab, erlernen Sie eine Entspannungstechnik, die Ihnen wohltut, und gönnen Sie sich Ruhepausen. Und: Vergessen Sie das Lachen nicht – es entspannt und stärkt tatsächlich das Immunsystem! Finden Sie täglich kleine Inseln der Freude in Ihrem Alltag!

Zum Nachschlagen

Glossar

Ablagerungen: Ansammlungen bzw. Depots in Gewebe und Organen von Stoffen, die der Körper gerade nicht verwerten oder ausscheiden kann und vorübergehend oder dauerhaft lagert; mitunter auch als »Schlacken« bezeichnet.

80/20-Regel: Empfehlung einer Ernährungsweise, bei der 80 Prozent Basenbildner und 20 Prozent Säurebildner gegessen werden.

Alkalose, akute: Entgleisung des Säure-Basen-Haushalts in den basischen (alkalischen) Bereich aufgrund überschrittener oder erschöpfter Blutpuffer, zum Beispiel bei Hyperventilation oder starkem Erbrechen.

Allergie: Überempfindlichkeitsreaktion im Immunsystem gegen bestimmte Stoffe; die → Erfahrungsheilkunde geht davon aus, dass Allergien und der → Säure-Basen-Haushalt zusammenhängen.

Antlitzdiagnostik: Befunderhebung durch Beurteilung u. a. von Haut, Haaren, Zunge und Bindegewebe.

Äquivalent → Säureäquivalent

AQ-Tageskurve → Aziditätsquotient

Atkins-Diät (LCHP): Diätform, bei der die Kohlenhydrataufnahme reduziert und die Eiweißaufnahme erhöht wird; führt zu mehr Säurebelastung.

Ausdauersport: gleichmäßige Bewegung über einen geeigneten Zeitraum, die den Körper weder über- noch unterfordert.

Aziditätsquotient: im Rahmen des → Säure-Basen-Tests nach Sander aus der Reaktion von Urinproben mit Säuren und Basen errechneter Wert.

Azidose, akute: Entgleisen des Säure-Basen-Haushalts in den sauren Bereich aufgrund überschrittener oder erschöpfter Blutpuffer zum Beispiel bei Diabetes oder akutem Asthma. Kann lebensbedrohlich sein.

Azidose, latente/chronische → Übersäuerung, latente/chronische

Azidosegriff: von Dr. Renate Collier entwickelte Beurteilung der Übersäuerung nach der Dicke einer Hautfalte.

Azidosetherapie: von Dr. Renate Collier entwickelte Therapieform, die eine Ernährungsumstellung, spezielle Bewegungsübungen und die Azidosemassage umfasst.

Base: ein Stoff mit der Eigenschaft, in Wasser basisch zu reagieren; die heute gültige Definition geht auf den dänischen Chemiker Brönsted zurück, der jene Stoffe als Basen bezeichnete, welche in der Lage sind, positiv geladene Teilchen (Protonen) aufzunehmen.

Base excess: Wert, der im Rahmen einer → Blutgasanalyse aussagt, wie es um die → Puffer im Organismus steht.

Basenabhängige Organe: Körperorgane, die auf ein basisches → Milieu angewiesen sind, um optimal zu arbeiten.

Basenbäder: Präparate aus basischen Mineralsalzen, die dem Bad beigegeben werden und die Entsäuerung durch die Haut anregen.

Basenfasten: *Basenfasten – die Wacker Methode®* ist eine von den Autoren entwickelte sehr schonende Methode, den Organismus zu entsäuern. Die Nahrung besteht dabei zu 100 Prozent aus Basenbildnern, in der Lebensweise wird Wert gelegt auf ausreichend Bewegung, Erholung und Schlaf.

Basenflut: Phase erhöhten Aufkommens von Basen; im gesunden Körper nach jeder Mahlzeit als Folge der Spaltung von Kochsalz, bei der einerseits Magensäure, andererseits alkalische Verdauungssäfte entstehen.

Baseninfusion: von manchen Therapeuten angewandte Verabreichung von basischem Natriumbikarbonat in die Vene; kann bei Überdosierung gefährlich werden, daher nicht zu empfehlen.

Basenmangel- oder Übersäuerungskrankheiten: Krankheiten, die bedingt sind durch einen dauerhaften relativen Basenmangel in der Ernährung und eine »säuernde« Lebensweise, etwa mit viel Stress und zu wenig Schlaf.

Basenpulver und -tabletten: Diese Mittel enthalten meist unter anderem Natriumhydrogenkarbonat, Kalzium oder Magnesium und/oder Citratsalze. Sie versorgen den Körper kurzfristig mit einem Basenüberschuss und puffern Säuren ab.

Basensparmechanismus: Fähigkeit der Nieren, die verhindert, dass zu viele basische Mineralstoffe, vor allem Bikarbonate, ausgeschieden werden.

Basenüberschüssige Kost: die langfristige Einhaltung einer → Säure-Basen-Diät nach der → 80/20-Regel.

Basenwirkung: basische Wirkung von Nahrungsmitteln aufgrund ihres Gehalts an basischen Mineralien, vor allem Kalium, aber auch Kalzium und Magnesium.

Basische Kost: uneinheitlich gebrauchter Begriff, der sich auf → basenüberschüssige Kost, basenreiche Vollwertkost oder rein basische Kost beziehen kann.

Belegzellen: Drüsenzellen der Magenschleimhaut, in denen Kochsalz zu Salzsäure und Bikarbonat umgebaut wird; → Kochsalzkreislauf.

Bikarbonat, Hydrogenkarbonat: Salz der Kohlensäure; spielt eine wichtige Rolle im → Blutpuffersystem.

Bioelektronik nach Prof. Vincent: Messverfahren zur Untersuchung von Blut, Urin und Speichel; die gemessenen Werte liefern eine Momentaufnahme von Gesundheit und Säure-Basen-Haushalt.

Biologische Landwirtschaft: natürlicher Landbau und artgerechte Tierhaltung, die ohne künstliche Dünger, chemische Pflanzenschutzmittel bzw. ohne Medikamente auskommen.

Blutgasanalyse: Untersuchung der im Blut gelösten Gase, die unter anderem über den Zustand der → Puffer Auskunft geben kann.

Blutpuffersystem: die → Puffer zur Aufrechterhaltung des pH-Werts im Blut, der in sehr engen Grenzen stabil gehalten werden muss (zwischen pH 7,35 und 7,45); im Einzelnen: Bikarbonatpuffer, Hämoglobinpuffer, Phosphatpuffer und Eiweiß- oder Proteinatpuffer.

Blutuntersuchung im Dunkelfeld: von Prof. Günter Enderlein entwickelte Untersuchung der Blutviskosität mithilfe eines speziellen Mikroskops; kann Hinweise auf Verschiebungen im → Säure-Basen-Haushalt geben.

Cellulite: typische Bindegewebsveränderungen im Zuge der → Ablagerung von Säuren.

Chlorogensäure: zum Beispiel im Kaffee enthaltene Säure, die in der Leber verarbeitet werden muss.

Chronobiologie: Lehre von der »inneren Uhr«, der alle körperlichen Funktionen offenbar folgen, auch der → Säure-Basen-Haushalt.

Colon-Hydro-Therapie: die gründlichste Methode der

→ Darmreinigung; wird mithilfe eines speziellen Apparats von einem Therapeuten durchgeführt.

Dampfgaren: schonende Garmethode, bei der im Gegensatz zum Kochen und Braten ein Großteil der → Vitalstoffe in Gemüse und Obst erhalten bleibt.

Darmreinigung: mithilfe von Sauerkrautsaft, Glauber- oder Bittersalz, eines Einlaufs oder der → Colon-Hydro-Therapie herbeigeführte Entleerung des Darms, bei der auch alte Stuhlreste entfernt werden.

Diabetes mellitus: Störung des Zuckerstoffwechsels, bei der eine chronische Tendenz zur → Übersäuerung vorliegt; mit einer basischen Lebensweise sollte für Ausgleich gesorgt werden.

Eiweiß: aus Aminosäuren zusammengesetzte Naturstoffe; Nahrungsbestandteil, der im Körper für Aufbauarbeiten gebraucht wird; bei uns meist im Übermaß mit der Nahrung aufgenommen (etwa aus tierischen Lebensmitteln).

Endometriose: gutartige Wucherung von Gebärmutterschleimhaut außerhalb der Gebärmutter; im Zusammenhang mit Unfruchtbarkeit gesehen; es gibt Hinweise, dass eine basenüberschüssige Ernährung die Endometriose lindern kann.

Entgiften: den Abtransport von Giftstoffen aus dem Körper fördern; kann, muss sich aber nicht auf Säuren beziehen; → Entsäuerung.

Entsäuerung: Umstellung der Ernährung und Lebensweise mit dem Ziel, den Körper besser mit → Basen zu versorgen sowie die Entstehung und Ablagerung von → Säuren zu verringern.

Entsäuerungskur: mehrtägige Kur, bei der basische Ernährung und Lebensweise den → Säure-Basen-Haushalt wieder ins Gleichgewicht bringen; → Basenfasten, Heilfasten.

Enzyme: Eiweißkörper, die für den → Stoffwechsel aller Organismen unentbehrlich sind; ermöglichen und beschleunigen biochemische Vorgänge.

Erdmandel *(Chufa)*: an basischen Mineralien und anderen → Vitalstoffen reiche Wurzelknolle eines Sauergrases, die in Flockenform die sauer wirkenden Getreideflocken ersetzen kann.

Frischsaft: schonend gepresster Frucht- oder Gemüsesaft, der sofort getrunken wird; aufgrund seiner hohen Nährstoffdichte nicht als Getränk, sondern als gesunde basische Zwischenmahlzeit anzusehen.

Früchtefasten: ausschließlicher Verzehr von Obst über einen begrenzten Zeitraum; wirkt zwar im Prinzip entsäuernd, kann aber den Blutzuckerspiegel heben.

F.-X.-Mayr-Kur: die von Dr. Franz Xaver Mayr entwickelte Milch-Semmel-Diät, bei der das Kautraining im Vordergrund steht; hat keine direkt entsäuernde Wirkung, trägt aber zur Darmgesundheit bei.

Gicht: Ablagerung von → Harnsäure in Gelenken und Organen; steht in engem Zusammenhang mit der Aufnahme von zu viel → Purinen mit der Nahrung.

»Gute Säurebildner«: Lebensmittel und Getränke, die trotz ihrer säurebildenden Wirkung Teil einer ausgewogenen Ernährung sind, etwa weißer Tee oder Dinkel, Quinoa und Amaranth.

Harnsäure: ein Stoffwechselendprodukt aus dem Abbau von → Purinen, das von den Nieren ausgeschieden wird.

Heilfasten: von Dr. Otto Buchinger geprägter Begriff für den vorübergehenden Verzicht auf feste Nahrung, der für eine innere Reinigung von Körper und Seele sorgt; auch als → Entsäuerungskur geeignet.

Heilkrise: bei einer → Entsäuerungskur bzw. dem → Basenfasten oder → Heilfasten auftretende vorübergehende Beschwerden, die meist ein positives Zeichen für die Mobilisierung des Stoffwechsels sind.

Homöopathie: von dem Arzt Samuel Hahnemann entwickelte Therapieform zum Ausgleich von Regulationsstörungen (Krankheiten). Die Homöopathie beruht auf dem Ähnlichkeitsgesetz, der Arzneimittelprüfung und der Potenzierung von Arzneimitteln.

Homöopathische Diät: vom Begründer der → Homöopathie empfohlene Diätform, die den Empfehlungen für eine basenüberschüssige Kost ähnelt.

Hypoglykämie: Unterzuckerung; lebensgefährlicher Zustand, der zum Beispiel im Rahmen von Diabetes mellitus auftreten kann.

Indikatoren → pH-Indikatoren

Irisdiagnose: Begutachtung der Regenbogenhaut des Auges, die Aufschluss über den Gesundheitszustand gibt.

Jo-Jo-Effekt: rasche Gewichtszunahme, oft über das Ausgangsgewicht hinaus, nach einer Diät zur Gewichtsabnahme.

Kalzium: Mineralstoff, der sich im Organismus zu 98 Prozent in den Knochen befindet und zur Aufrechterhaltung stabiler pH-Bedingungen aus den Knochen freigesetzt werden kann, was bei zu hoher Beanspruchung durch → Übersäuerung zu Lasten der Knochenstabilität geht und → Osteoporose begünstigt.

Keimlinge: junge Sprossen von Samen und Körnern, die eine große Menge basischer Mineralien liefern.

Kochsalzkreislauf: Vorgang, bei dem neutrales Kochsalz in den Belegzellen des Magens zunächst in Salzsäure und Natriumhydrogenkarbonat zerlegt, anschließend im Dünndarm wieder zu Kochsalz neutralisiert und ans Blut zurückgegeben wird.

Kollagene Fasern: aus dem Strukturprotein des Bindegewebes gebildete Fasern, die bei rasch ansteigender Säuremenge im Körper überschüssige Säuren aufnehmen und lagern können.

Lezithin: im → Säure-Basen-Haushalt neutral wirkende Fette, die als Zusatzstoff in Schokolade und anderen Lebensmitteln zum Einsatz kommen.

Low-fat-Diät: Diätform, bei der Fette in der Nahrung reduziert werden; wirkt insgesamt säurebildend.

Mediterrane Kost: Ernährungsweise der im Mittelmeergebiet lebenden Menschen; je nach Zusammensetzung basenüberschüssig oder säurebildend.

Milieu: im Organismus (in Blut und Zellgewebsflüssigkeit) wirksame Faktoren; jedes Organ, jedes Gewebe, jede Flüssigkeit im Körper braucht ein spezielles Milieu mit einem bestimmten pH-Wert, für dessen Aufrechterhaltung die → Puffer sorgen.

Millival → Val

Natriumbikarbonat: im Stoffwechsel wirksames → Bikarbonat, das im Verlauf einer → Basenflut im Körper produziert wird.

Neutrale Lebensmittel: Lebensmittel, die den Säure-Basen-Haushalt nicht beeinflussen; vor allem alle Pflanzenöle sowie Quellwasser ohne Kohlensäure.

Nierenstein: offenbar wegen eines dauerhaft zu hohen Säureaufkommens entstandene → Ablagerung von mineralischen Verbindungen in den Nieren.

Osteodensitometrie: technisches Verfahren zur Messung der Knochendichte.

Osteoporose: komplexe Knochenerkrankung, die mit zunehmender Knochenbrüchigkeit einhergeht; → Kalzium; dabei herrscht ein Ungleichgewicht im Zusammenspiel von knochenabbauenden Zellen (Osteoklasten) und knochenaufbauenden Zellen (Osteoblasten).

pH-Indikatoren: schwache Basen oder Säuren, die den Säure- oder Basengrad eines Stoffs in wässriger Lösung durch einen charakteristischen Farbumschlag anzeigen; oft verwendete Indikatoren sind Lackmus, Phenolphtalein und Methylrot. Mit pH-Indikatoren sind auch → pH-Indikator-Teststreifen getränkt.

pH-Indikator-Teststreifen: saugfähige kleine Papierstreifen, die mit Indikatorlösung getränkt sind; zeigen die Säure- oder Basenwirkung von Flüssigkeiten an und werden zur → Urin-pH-Wert-Messung verwendet.

pH-Wert: leitet sich ab vom lateinischen *potentia hydrogenii,* der Konzentration der Wasserstoffionen; er besagt, wie sauer oder basisch eine Lösung ist. Auf der pH-Wert-Skala ist 7 der neutrale pH-Wert, Werte unter 7 zeigen eine saure Lösung an, Werte über 7 eine basische.

PRAL *(potential renal acid load)*: in den → Säure-Basen-Tabellen von Remer und Manz angegebener, nach einer Formel errechneter Säurewert von Lebensmitteln; gibt die mögliche Nierenbelastung durch Säureausscheidung wieder.

prämenstruelles Syndrom (PMS): im weiblichen Zyklus wiederkehrende Beschwerden wie Bauchschmerzen, Kopfschmerzen, Ziehen und Schmerzen in den Brüsten, Verstimmung etc.; Erfahrungen zeigen, dass eine basenüberschüssige Ernährung sich günstig auf die Beschwerden auswirkt.

Puffer: in Bezug auf den Säure-Basen-Haushalt chemische Verbindungen, die Säuren oder Basen abfangen können, indem sie sie an sich binden und so unschädlich machen; die Puffer im Körper sorgen für ideale und stabile pH-Wert-Verhältnisse in dem → Milieu, das sie schützen.

Purine: organische Stickstoffverbindungen; aus der Nahrung aufgenommene Purine werden im Körper zu → Harnsäure umgebaut; eine zu purinreiche Ernährung, vor allem mit zu viel tierischem Eiweiß und Hülsenfrüchten, stört auf Dauer die Säure-Basen-Bilanz erheblich.

Reformbewegung: in Deutschland gegen Ende des 19. Jh. von naturwissenschaftlichen Ärzten ausgehendes Engagement für eine Ernährung im Sinne der Naturheilkunde; verschiedene Strömungen.

Säure: ein Stoff mit der Eigenschaft, in wässriger Lösung als Säure zu reagieren; die heute gültige Definition geht auf den dänischen Chemiker Brönsted zurück, der Stoffe als Säure bezeichnete, welche in der Lage sind, in wässriger Lösung ein positiv geladenes Teilchen (Proton) abzugeben.

Säureäquivalent: chemische Einheit, die es erlaubt, Stoffe von verschiedenem Molekulargewicht rechnerisch zu vergleichen.

Säure-Basen-Bluttest nach Jörgensen: Messverfahren, das die Basenpufferkapazität in den roten Blutkörperchen bestimmt.

Säure-Basen-Diät: zeitweise oder dauerhafte Ernährungsweise, bei der bevorzugt Basenbildner gegessen werden; meist beruft man sich dabei auf die → 80/20-Regel.

Säure-Basen-Gleichgewicht: gesundes Verhältnis von Säuren und Basen im Organismus, im Einzelnen in den Organen, Geweben und Körperflüssigkeiten.

Säure-Basen-Haushalt: ein wichtiges Regulationssystem des Organismus, bestehend aus einem komplexen System von Regelmechanismen und → Puffersystemen.

Säure-Basen-Tabellen: Übersichten über die Säure- und Basenwirkung von Lebensmitteln; die meistverbreiteten stammen von Ragnar Berg sowie Thomas Remer und Friedrich Manz.

Säure-Basen-Test nach Sander: Urintest mit über den Tag verteilten Messungen, der Aufschluss über die Puffer im Körper gibt und damit über den Zustand des → Säure-Basen-Haushalts.

Säure-Basen-Urintest nach Glaesel: aus dem → Säure-Basen-Test nach Sander entwickelter Urintest.

Säure-Basen-Wirkung: Bilanz von Säuren und Basen nach der Verstoffwechslung eines Lebensmittels im Körper; keineswegs gleichbedeutend mit dem Ausgangsgehalt des Lebensmittels an Säuren und Basen.

Säurefasten: das Reduzieren der Säurebildner in der Nahrung zugunsten von basenbildenden Nahrungsmitteln.

Säureflut: mehrmals täglich stattfindendes Sinken der pH-Werte im Körper; normale Folge der Stoffwechselarbeit.

Säurewirkung: saure Wirkung von Lebensmitteln, besonders aufgrund ihres Gehalts an Eiweiß oder → Purinen.

Schlacken → Ablagerungen

Schüßler-Salze: von Heinrich Schüßler entwickelte Therapieform, die zwölf Mineralsalze zur Therapie akuter und chronischer Krankheiten verwendet; ausgegangen wird von einem gestörten Mineralstoffhaushalt als Ursache von Krankheiten.

Stoffwechsel: Gesamtheit der lebensnotwendigen biochemischen Vorgänge beim Auf-, Um- und Abbau von Stoffen im Organismus sowie bei ihrem Austausch mit der Umwelt.

Stress: Zustand erhöhter Aktivität von Drüsenorganen und vegetativem Nervensystem, der unter anderem eine vermehrte Freisetzung von → Säuren im Körper bewirkt, egal ob als (negativer) Disstress oder (positiver) Eustress.

Stuhl-pH-Wert: von wenigen Labors im Rahmen einer Stuhluntersuchung angegebener Wert, der indirekt eine Aussage zum → Säure-Basen-Haushalt erlauben kann.

Suppenfasten: zeitlich begrenzter ausschließlicher Verzehr von frischen, selbst gekochten Gemüsesuppen; für Suppenliebhaber ein guter Beitrag zum Ausgleich des Säure-Basen-Haushalts.

Trennkost: von Dr. Howard Hay begründete Kostform, bei der Kohlenhydrate und Eiweiße nie zusammen verzehrt werden; die Empfehlungen decken sich zu einem großen Teil mit denen für eine basenüberschüssige Kost.

Übersäuerung, akute → Azidose, akute

Übersäuerung, latente/chronische: nach Friedrich Sander ein Zustand von gefüllten Säuredepots und geleerten Basendepots im Bindegewebe; entwickelt sich im Zusammenhang mit falschen Ernährungs- und Lebensgewohnheiten, aber auch bestimmten chronischen Erkrankungen und Medikamenteneinnahme. Der Blut-pH-Wert ist noch stabil, im Gegensatz zur akuten → Azidose.

Übersäuerungskrankheiten → Basenmangelkrankheiten

Urin-pH-Tagesprofil: das mehrmalige tägliche Messen des → Urin-pH-Werts zur Beobachtung der Schwankungen im Tagesverlauf.

Val: früher übliche chemische Einheit der Stoffmenge; wurde zwar durch die Einheit Mol ersetzt, ist aber noch vielfach in Gebrauch.

Vegetarismus: der Verzicht auf Fleisch und Fisch; die strengere Form (vegane Ernährung) verbietet auch Milchprodukte, Eier und oft Honig.

Vitalstoffe: die Gesamtheit von Mineralstoffen, Vitaminen und sekundären Pflanzenstoffen (sogenannte bioaktive Stoffe) in der Nahrung, besonders in Gemüse und Obst.

Wasser: neben Kräutertee bevorzugtes Getränk im Rahmen einer basenüberschüssigen Ernährung; dem Leitungswasser, aber auch mineralienreichen Mineralwässern vorzuziehen ist kohlensäurefreies Quellwasser.

Wechseljahre (Klimakterium): hormonelle Umstellung im weiblichen Organismus zu Ende der fruchtbaren Phase; Beschwerden können durch eine basenüberschüssige Ernährung günstig beeinflusst werden.

Zivilisationskost: mehr oder weniger stark verarbeitete Lebensmittel und Getränke; durch die Verarbeitung geht der Gehalt an →Vitalstoffen stark zurück.

Dank

Ein umfangreiches Werk wie dieses ist nicht möglich ohne die Zusammenarbeit von Experten. Wir bedanken uns daher für die freundliche und engagierte Mithilfe und Beratung seitens Dr. med. Christian Rummel, Dr. Günter Römer, Hans-Heinrich Jörgensen, Prof. Dr. Thomas Remer, Prof. Dr. Friedrich Manz, Prof. Dr. Jürgen Vormann, Dr. med. John van Limburg-Stirum, Karl O. Glaesel und Dr. rer. nat. Wolfgang Bayer.

Quellenverzeichnis

Berg, R.: Die Nahrungs- und Genussmittel. Verlag von Holze und Pahl, Dresden, 1913

Bushinsky, D.; Frick, K.: The effects of acid on bone, Curr. Opin. Nephrol Hypertens 9: 369–379, 2000

Deutsche Gesellschaft für Ernährung (DGE), Nov. 1998

Doenecke, D. et al.: Karlsons Biochemie. Thieme Verlag, Stuttgart, 15. Auflage 2005

Frassetto, R. et al.: Potassium bicarbonate reduces urinary nitrogen excretion in postmenopausal women. Clin Endocrinol Metab 82: 254–259, 1997

Glaesel, K.: Heilung ohne Wunder und Nebenwirkungen. Labor Glaesel Verlag, Konstanz, 1998

Limburg-Stirum, J. van: Moderne Säuren-Basen-Medizin. Hippokrates Verlag, Stuttgart, 2007

Löffler, P. (Hrsg.): Biochemie und Pathobiochemie. Springer-Verlag, Heidelberg, 2002

Pischinger, A.: Das System der Grundregulation. Haug Verlag, Stuttgart,1990

Reddy, S. et al.: Effect of low-carbohydrate high-protein diets on acid-base balance, stone forming propensity, and calcium metabolism. Am J Kidney Dis 40: 265–274, 2002

Reichelt, P.: Das Atkins-Risiko. Die wackelige Wissenschaft hinter Low-Carb-Diäten. Books on Demand, Berlin, 2005

Rummel, Chr.: Ragnar Berg – Leben und Werk. Europäischer Verlag der Wissenschaften Peter Lang, Frankfurt a. M., 2003

Sander, F.: Der Säure-Basenhaushalt des menschlichen Organismus. Hippokrates Verlag, Stuttgart, 1999

Sebastian, A. et al.: Estimation of the net acid load of the diet of ancestral preagricultural Homosapiens and their hominid ancestors. Am J Clin Nutr 76: 1308–1316, 2002

Sellmeyer, D. et al.: A high ratio of dietary to vegetable protein increases the rate of bone loss and the risk of fracture in postmenopausal women. Am J Clin Nutr 73: 118–122, 2001

Silbernagl, S.; Despopoulos, A.: Taschenatlas der Physiologie. Thieme Verlag, Stuttgart, 2003

Wiederkehr, M.; Krapf R.: Metabolic and endocrine effects of metabolic acidosis in humans. Swiss Med Wkly 131: 127–132, 2001

Das ideale Urin-pH-Tagesprofil

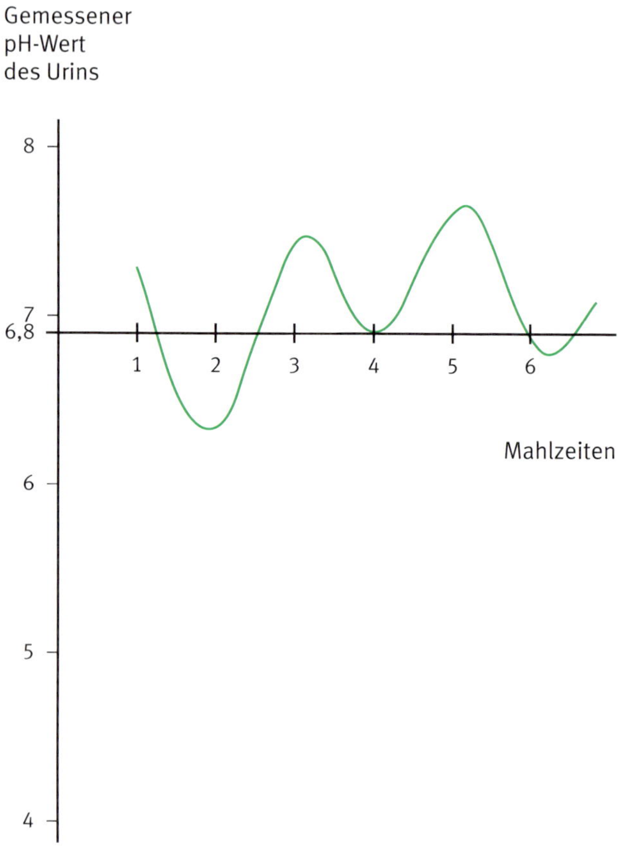

Kopiervorlage für die Urin-pH-Verlaufskontrolle

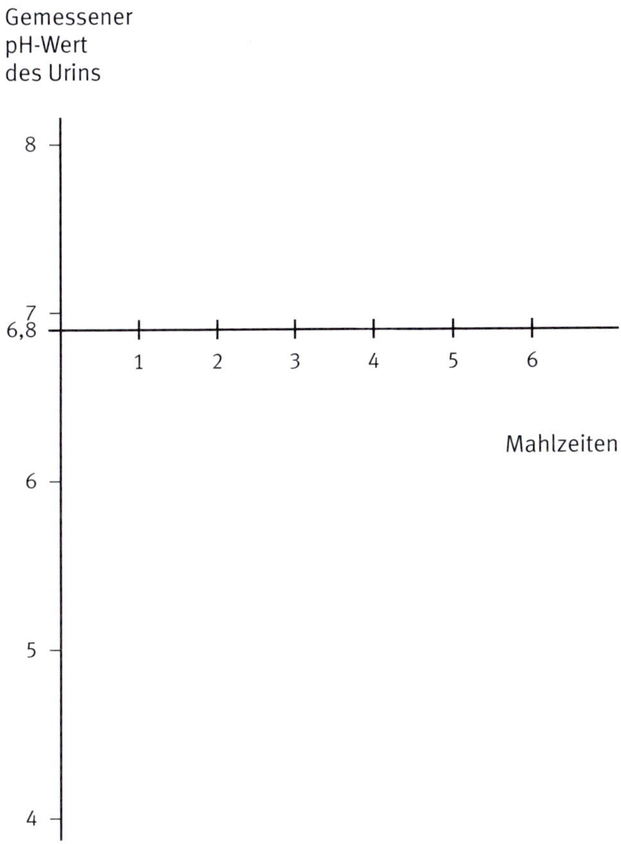

Ihr »pH-Wert-Tagebuch«

	pH-Wert	Zusammensetzung der Mahlzeit	Uhrzeit	Schlafqualität, Stress, besondere Vorkommnisse akute Erkrankungen
1. Nach dem Abendessen				
2. Vor dem Frühstück (Morgenurin)				
3. Eine Stunde nach dem Frühstück				
4. Vor dem Mittagessen				
5. Eine Stunde nach dem Mittagessen				
6. Vor dem Abendessen				

Adressen, die weiterhelfen

Laboratorium für spektralanalytische und biologische Untersuchungen Dr. Bayer GmbH
Bopserwaldstr. 26
D-70184 Stuttgart
www.labor-bayer.de
Unter dieser Adresse können Sie das Material für den Säure-Basen-Test nach Friedrich Sander kostenlos anfordern; der Test selbst kostet etwa 55 Euro.

Labor und Verlag Karl Glaesel
Am Ergatshauser Hof 1
D-78467 Konstanz
Telefon: +49(0)7531/63363
Fax: +49(0)7531/67444
Hier erhalten Sie Auskunft und Material zum Säure-Basen-Urintest nach Glaesel.

Hans-Heinrich Jörgensen
Moorbeker Str. 35
D-26197 Großenkneten
Telefon: +49(0)4435/5068
Fax: +49(0)4435/6166
www.nam.de
Hier erhalten Sie Informationen zum Säure-Basen-Bluttest nach Jörgensen und finden darüber hinaus viele interessante Aufsätze und Zusatzinfos von Herrn Jörgensen; → auch www.komstar.ch

Internetadressen, die weiterhelfen

Allgemeines

www.basenfasten.de
Basenfasten – die Wacker Methode® *wurde von den Autoren als Einstieg in eine basenreichere, gesündere Lebensweise entwickelt. Auf dieser Website finden Sie Aktuelles zu diesem Thema, unter anderem Termine für Kurse, Vorträge und die Originalausbildung zum Basenfasten-Kursleiter; außerdem die Formulare von Seite 241 f. zum Herunterladen.*

Sport und Bewegung

www.dosb.de
Website des Deutschen Olympischen Sportbundes mit vielen hilfreichen Tipps, etwa zur Bewegung in jedem Lebensalter. Zahlreiche weiterführende Links.

www.nordic-walking-infos.de
Informationsportal zu Nordic Walking und Nordic Fitness: Treffs, Events, Verbände, Routen, Kurse u. v. m.

www.lauftreff.de
Informationsportal zum Thema Laufen (Jogging): Lauftipps, Infos zu Volksläufen und nach Postleitzahlen geordnetes Verzeichnis von Lauftreffs in Deutschland, Österreich und der Schweiz.

www.austriangymfed.at

Website des Österreichischen Fachverbands für Turnen, mit vielen Infos, Links und Adressen.

www.stv-fsg.ch

Website des Schweizerischen Turnverbands STV, mit vielen Infos, Links und Adressen.

Ernährung

www.bv-fasten-ernaehrung.de
www.fastenwelt.com

Auf beiden Websites erhalten Sie Infos über verschiedene Fastenarten und über Fastenkurse in Deutschland, Österreich und der Schweiz.

www.e-biomarkt.de

Dieser Internetbiomarkt liefert europaweit Lebensmittel aus biologischem Anbau. In der Rubrik »Basenfasten« finden Sie schnell und übersichtlich Basenbildner und neutrale Öle sowie Sprossengläser und Zubehör.

www.eschenfelder.de

Zubehör für die Sprossenproduktion zu Hause.

www.keimling.at
www.keimling.ch
www.keimling.de

Hier können Sie sich über die empfehlenswerte Greenstar-Saftpresse informieren und sie bestellen. Auch weiteres Zubehör für die gesunde Küche wird geboten.

www.lauretana.at
www.lauretana.ch
www.lauretana.de

Bezugsadressen für das »leichteste Wasser Europas« (nur 14 mg/l gelöste Feststoffe) aus dem Monte-Rosa-Massiv von der 1050 m hoch gelegenen Quelle im italienischen Piemont.

www.lebensbaum.de

Tees, Gewürze und Kräuter aus ökologischem Landbau.

www.saeure-basen-forum.de

Aktuelle Informationen und Studien aus Medizin und Forschung.

Colon-Hydro-Therapie

www.bcht.de
www.colon.ch

Verzeichnis von Therapeuten in Deutschland bzw. der Schweiz, die mit der Colon-Hydro-Therapie arbeiten.

www.fxmayr.com

Auf dieser Website können Sie weltweit Kontaktdaten von Ärzten finden, die nach der Lehre von F. X. Mayr ausgebildet sind und unter anderem Verfahren zur Darmreinigung anbieten.

Bücher, die weiterhelfen

Weitere Bücher der Autoren

Wacker, Dr. med. Andreas; Wacker, Sabine: Allergien – endlich Hilfe durch Basenfasten. Haug

Wacker, Sabine: Basenfasten all'italiano. Trias

Wacker, Sabine: Basenfasten – das große Kochbuch. Trias

Wacker, Sabine: Basenfasten – das 7-Tage-Erfolgsprogramm für Eilige. Haug

Wacker, Dr. med. Andreas; Wacker, Sabine: Basenfasten – die Wacker-Methode®. Trias

Wacker, Sabine: Basenfasten – Essen und trotzdem entlasten. GRÄFE UND UNZER VERLAG, München

Wacker, Sabine: Basenfasten plus. Mit Schüßler-Salzen kombiniert. Trias

Wacker, Sabine: In Balance mit Schüßler-Salzen. Trias

Wacker, Sabine: Meine basische Küche. Trias

Wacker, Sabine: Natürlich entgiften mit Schüßler-Salzen, Basenfasten & Co. Haug

Wacker, Sabine; Wacker, Dr. med. Andreas: Basenfasten – das Gesundheitserlebnis. Trias

Bücher aus dem GRÄFE UND UNZER VERLAG, München

Bimbi-Dresp, Michaela: Pilates. Buch mit CD

Bopp, Annette; Breitkreuz, Dr. Thomas: Bluthochdruck senken

Elmadfa, Dr. med. Ibrahim; Aign, Waltraute; Muskat, Erich; Fritzsche, Doris: Die große GU Nährwert-Kalorien-Tabelle

Fischer, Elisabeth; Kührer, Dr. med. Irene: Säure-Basen-Kochbuch

Friedl, Dr. med. Fritz: Das Gesetz der Balance

Fritzsche, Doris: Diabetes, Der Einkaufsberater von A-Z

Grasberger, Delia: Autogenes Training. Buch mit CD

Guth, Christian; Hickisch, Burkhard: Grüne Smoothies

Hainbuch, Friedrich: Progressive Muskelentspannung. Buch mit CD.

Hederer, Markus: Laufen statt Diät

Heepen, Günther H.: Schüßler-Kuren

Heepen, Günther H.: Schüßler-Salze
Hofmann, Dr. Inge: Schlank ab 40
Kraske, Eva-Maria: Säure-Basen-Balance
Lützner, Dr. med. Hellmut: Wie neugeboren durch Fasten
Lützner, Dr. med. Hellmut; Million, Helmut: Richtig essen nach dem Fasten
Mannschatz, Marie: Meditation. Mehr Klarheit und innere Ruhe. Buch mit CD
Orzech Petra: Slim-Yoga mit DVD
Pizzecco, Dr. med. Toni: Optimismus-Training
Pohle, Rita: Lass los, was deine Seele belastet
Schaenzler, Nicole; Koppenwallner, Dr. med. Christoph: Magen und Darm natürlich behandeln
Schleip, Thilo; Hoffbauer, Dr. med. Gabi: Reizdarm
Trökes, Anna: Yoga – mehr Energie und Ruhe. Buch mit CD
Vormann, Jürgen: GU Kompass Säure-Basen-Balance

Bücher anderer Verlage

Burggrabe, Dr. Hilmar; Strauß, Dr. Marcus: Trinkwasser und Säure-Basen-Balance. Naturaviva
Nöcker, Rose-Marie: Das große Buch der Sprossen und Keime. Heyne
Senser, Friedrich; Scheitz, Hermo; Kirchhoff, Eva: Der kleine Souci/Fachmann/Kraut. Lebensmitteltabelle für die Praxis. Wissenschaftliche Verlagsgesellschaft
Walker, Norman: Frische Frucht- und Gemüsesäfte. Goldmann

Register

A

B

C

T

Impressum

Projektleitung: Corinna Feicht
Lektorat und Satz:
Knipping Werbung GmbH, Berg am Starnberger See
Fotos: Cover vorn: Corbis
U4: li.: Stockfood, re.: Jump
Gestaltung und Layout: independent Medien-Design, München
Herstellung: Markus Plötz
Druck und Bindung: Stürtz GmbH, Würzburg

ISBN 978-3-8338-2119-6
2. Auflage 2013

Die **GU Homepage** finden Sie im Internet unter **www.gu.de**

Umwelthinweis:
Dieses Buch ist auf PEFC-zertifiziertem Papier aus nachhaltiger Waldwirtschaft gedruckt.

www.facebook.com/gu.verlag

GRÄFE UND UNZER

Ein Unternehmen der
GANSKE VERLAGSGRUPPE